I0428988

SABINA ESPOSITO

MUSICOTERAPIA CORPORALE
40 attività per la stimolazione neuromotoria

© Foto e testi: Sabina Esposito
Edizione: Antonio Savinelli
Diseño grafico: Mauro Guillen
Originale copertina: Editoriale Psylicom

*Dedicato a tutte le mamme
ed i papà che hanno fiducia
Grazie*

ÍNDICE

MOTIVAZIONE

La Musicoterapia Corporea o Musicoterapia Neuromotoria, così come preferisco denominarla, é un metodo che ho creato per rafforzare lo sviluppo integrale delle persone, soprattutto di quelle, nelle quali, questo sviluppo, é stato frenato per qualche motivo.

Il mio interesse e la mia formazione si sono da sempre rivolti verso un unico obiettivo che ha fatto nascere questo metodo in musicoterapia. L'obiettivo é quello di intervenire sulla plasticità cerebrale della persona, attraverso il movimento, anche nei casi in cui é impossibile il movimento attivo, perché so che il movimento é la base dell'apprendimento.

Un'altro obiettivo principale é quello di mantenere in ogni momento un ambiente di gioco, perché so che l'apprendimento e la memoria di ció che si é acquisito, é impossibile in una condizione di stress.

La Musicoterapia Neuromotoria non si riduce solo ad una serie di esercizi, ma piuttosto, la scelta di quest'ultimi, gli strumenti e l'uso specifico dei materiali dipende da vari fattori, quali:

• un test sui riflessi che si esegue al bambino prima di iniziare la terapia
• prove d'equilibrio e schema corporale
• prove visuali e auditive.

Questo é possibile perché la mia formazione si é sempre orientata verso un unico mezzo in relazione al tutto: il corpo.

Un libro non può contenere tutta l'essenza di questa amplia disciplina cosí ho scelto di mostrare la parte più visibile, più facile da trasmettere: la pratica, lasciando la teoria riservata ai corsi di formazione per i quali questo manuale serve come guida.

Mi muove la stessa energia di quando ho iniziato, mi sorprendo per i risultati che osservo nei bambini tutti i giorni e ho sempre lo stesso pensiero: «Questo può essere utile a molte persone nel

10 mondo», non perché sia cosí speciale ma perché é cosí semplice e facile che qualunque professionista dell´educazione, terapista del corpo, musicista, può servirsene per ottenere anche solo l´attenzione partecipativa del bambinopersona.

Vi espongo di seguito una breve descrizione di ció che costituisce la Musicoterapia Corporea Neuromotoria

La Musicoterapia e la Stimolazione Neuromotoria

«La musicoterapia è l'uso della musica e/o degli elementi musicali (suono, ritmo, melodia e armonia) da parte di un musicoterapeuta qualificato, con un utente o un gruppo, in un processo atto a facilitare e favorire la comunicazione, la relazione, l'apprendimento, la motricità, l'espressione, l'organizzazione e altri rilevanti obiettivi terapeutici al fine di soddisfare le necessità fisiche, emozionali, mentali, sociali e cognitive.

La musicoterapia mira a sviluppare le funzioni potenziali e/o residue dell'individuo in modo tale che questi possa meglio realizzare l'integrazione intra e interpersonale e consequenzialmente possa migliorare la qualità della vita grazie a un processo preventivo, riabilitativo o terapeutico."

Che cosa è la riabilitazione neuromotoria ?

Negli ultimi anni c'è stato un grande sviluppo nella ricerca sul cervello. Questi studi supportano l'enorme plasticità del cervello che può essere modellato e ristrutturato, e che l'apprendimento può modificare le connessioni neurali.

Il sistema nervoso è costituito da quasi 100.000 milioni di neuroni o cellule nervose. Per consentire il passaggio delle informazioni da un capo all'altro del sistema nervoso centrale, i neuroni si uniscono formando sinapsi.

Il trattamento è quello di stimolare lo sviluppo delle competenze richieste da esercitazioni motorie e cognitive, che stimolano e sviluppano la comunicazione tra i centri funzionali del cervello. A sua volta, questo provoca la creazione di nuove connessioni neurali.

I problemi più comuni sono la mancanza di collegamento tra i due emisferi (attraversando la linea mediana), l'accesso al linguaggio, memoria a breve termine o di lavoro, nomenclatura e la percezione uditiva e visiva.

Quando un bambino riscontra un problema ad oltrepassare la linea centrale del corpo, realizzando esercizi che obbligano l'uso di entrambi i lati del corpo, si rafforzano le connessioni che esistono tra i due emisferi cerebrali e si creano nuove connessioni, favorendo la coordinazione neuromotoria.

Alcune problematiche della persona o bambino, apparentemente non relazionate con la funzione motoria, spariscono.

Adesso, posso solo ringraziare tutti i professionisti e le persone che hanno avuto fiducia nel mio lavoro e nel mio modo di agire attraverso la pratica. Molte volte ho chiesto a tanti genitori di immaginare l'impossibile e l'hanno fatto.

Che possiate godere vedendo come i vostri bambini, i vostri pazienti speciali, anche se hanno 80 anni, si rendano di volta in volta più capaci di qualcosa.

Che possiate sorridere dal cuore, come io sorrido.

Che possiate assistere a miracoli davanti ai vostri occhi e che possiate riconoscere in ogni momento che tutto é solo il meraviglioso processo della persona che avete davanti, che siamo solo dei testimoni, degli aiutanti molto fortunati ad avere questa meravigliosa missione in questo momento.

Grazie ad ogni lettore.

PROLOGO

Questa pubblicazione é stata possibile grazie alla costanza, l'enfasi, l'onestà e la disciplina dimostrata da Sabina Esposito durante questi anni di lavoro, nei quali ha saputo integrare la sua ricerca, nella realizzazione come persona e come musicoterapeuta e quella delle necessità che ha percepito il suo lavoro quotidiano con questo collettivo così ampio di pazienti e, come lei li descrive, così speciali.

Con dei bisogni così diversi, ai quali bisogna dare, dalla nostra parte come terapisti, una risposta adeguata e speciale.

La musicoterapia é una disciplina terapeutica capace di contribuire molto in quello che é lo sviluppo neuromotorio e la riabilitazione in questi pazienti cosí speciali. Questo é possibile grazie alla capacità che ha la musica ed i suoi elementi, ritmo, melodia ed armonia, ed ancora tutto il mondo sonoro e non verbale, che facilitano la comunicazione e l'espressione delle emozioni, raggiungendo l'empatia ed il legame terapeutico con i pazienti.

Una delle cose principali che bisogna evidenziare in questo processo terapeutico, é che si lavora con le persone a partire dalle loro potenzialità e sempre in un modo che include tutto il loro essere. Non concepiamo solo un determinato movimento fisico ma ciò che interessa è quello che sente, dice o esprime, realizza il paziente, e come lo sente, dice o esprime e realizza,... e perché.

La vera realtà, quando siamo disposti ad ascoltare, ricevere, accogliere ed aspettare, é il feedback che si produce, ciò che non ti aspetti ed é il più ben ricevuto.

A volte é un sorriso, a volte uno sguardo, altre un suono, ed alla fine é il punto di partenza di un cammino che non ha marcia indietro, é la comunicazione non verbale che ci permette di attraversare barriere e limiti senza preoccuparsi della meta, si ottiene che il non manifesto si manifesti senza limiti ed in totale libertà e sicurezza.

Affinché si manifesti tutto questo é indispensabile la complicità del musicoterapeuta con il paziente, ed il primo deve possedere un'immensa intuizione e capacità creativa, così come deve amare ed aver fiducia in ciò che fa.

E' necessario la cura della sala dove si svolge la sessione, così come va curata la scelta degli elementi intermediari (strumenti, oggetti e materiali che si usano), è importante il minimo dettaglio, perfino l'uniforme del terapeuta nelle sessioni, tutto questo é fondamentale affinché si produca l'empatia, la relazione terapeutica che favorisce lo scambio e la comunicazione.

Ho avuto il bisogno di manifestare tutto ciò perché é l'essenza del lavoro sul quale si sono potuti creare questi esercizi, che da soli forse non riflettono l'immenso lavoro, dedizione, pazienza e costanza che c'é dietro.

Ti invito Sabina a continuare a condividere il tuo lavoro attivamente, questo é solo l'inizio, e come già sai non c'é ritorno.

Con Amore
Marina Romero

INTRODUZIONE

Credo profondamente che ogni persona é unica, e l'approccio terapeutico ed educativo verso questa dovrebbe essere assolutamente olistico ed adattato, o meglio, creato, appositamente per la persona con la quale interveniamo.

Ed é cosí che sono nati questi esercizi che desidero condividere con voi, dall'improvvisazione, dalla pura osservazione e sperimentazione, pero soprattutto dalla fiducia che l'altro, il bambino, la persona, mi avrebbe dato insieme a delle istruzioni per continuare ad avanzare nel suo proprio ed unico percorsoprocesso.

Ho potuto anche sperimentare che la pratica di alcuni movimenti con l'uso degli strumenti musicali, e meglio ancora l'applicazione di alcuni principi di neurosviluppo e ginnastica cerebrale durante la pratica della musicoterapia, possono servire a varie persone con diverse diagnosi a rafforzare le differenti capacità.

La pratica continua ed il riscontro dei risultati, mi ha portata a desiderare di condividere, attraverso questo libro, alcuni esercizi, così che altri professionisti possano usarli nella loro routine di lavoro.

Ho notato che unire l'uso degli strumenti e la voce alle pratiche disegnate per lo sviluppo neurale, facilita l'apprendimento in modo globale. Questo esposto non pretende di essere un esempio di intervento terapeutico ma rappresenta una vetrina qualitativa del lavoro che realizzo. La pratica non si compone solo di questi esercizi; se esiste nel bambino, un blocco emozionale per esempio, prima procedo con delle tecniche per risolverlo e dopo procedo con gli esercizi specifici di musicoterapia per questo bambino.

Anche se queste pratiche sono in se stesse un'ottima risorsa per i professionisti dell'educazione ed una base per altri terapisti che vogliano usare gli strumenti musicali per rafforzare l'attenzione di adulti, bambini, anziani, mi sembra interessante distaccare che rappresentano solo il 20% del lavoro.

Si potrebbe paragonare ad un corpo fisico senza l'anima.

Quest'ultima risiede nella magia della relazione che si genera, momento dopo momento, nel continuo improvvisare creativo che é sempre vivo e dal quale sono nate queste pratiche.

I bambini, con le loro proprie capacità, imparano dagli educatori e dai terapisti attraverso l'imitazione. E cosa potremmo fare noi, se non imitarli, per sentire ciò che loro sentono, stare fermi o muoversi come loro stanno fermi o si muovono.

Fino ad ora, si é sempre vista la risposta al movimento, o attraverso il movimento, come un modo per compensare vari squilibri a livello emozionale, sensitivo, vestibolare e nervoso. In realtà, se consideriamo il movimento per la sua propria natura, come la più primitiva forma di avvicinamento all'ambiente, possiamo relazionarci con ciò che sta fuori di noi e soprattutto con l'emozione che porta con sé il movimento: il desiderio di portare qualcosa verso noi stessi, di abbandonare ciò che non ci piace e di allontanarci da ciò che temiamo.

Possiamo vedere che il movimento, al di là della connessione con lo sviluppo neurale e conseguentemente muscolare e sensitivo, ha alla base uno stimolo primario relazionale che si mantiene attivo tutta la vita.

Questi esercizi non sono dei compiti svolti a casa, ma sono il frutto che la relazione terapeutica mi ha donato. Come un regalo che ho ricevuto così a mia volta lo dono a voi. Sono molto semplici, ma molto efficaci, come dice una persona che apprezzo molto in questo periodo della mia vita, Jorge Ramón Gomariz: "Quando la coscienza é aperta, un piccolo impulso può produrre una grande eco".

Non preoccupatevi di giudicare il lavoro degli altri, neppure il vostro, ma anzi ampliate la vostra coscienza, lavorate affinché si ampli anche quella delle persone con le quali avete la possibilità di sperimentare questo meraviglioso viaggiopercorso.

Che l'amore possa sempre raggiungervi, lì dove vi trovate.

40 ACTIVIDADES DI
STIMOLAZIONE NEUROMOTORIA

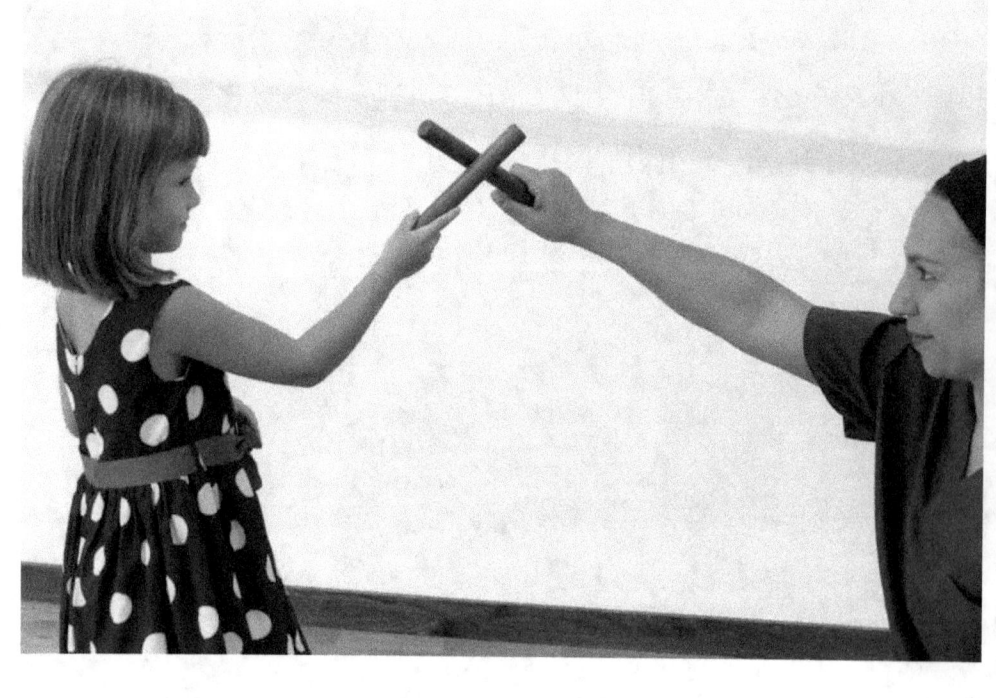

SPADACCINO

Materiale: Due bacchette ed un foulard grande per proteggere le mani del musicoterapeuta.

Persone: Coppia terapeutica.

Musica: Si usa una canzone con ritmo ripetuto affinché si scontrino le bacchette a ritmo della canzone.

Le due bacchette vengono impugnate nelle mani destre di ognuno dei due partecipanti, i quali si siedono al suolo o su una sedia che permette di appoggiare i piedi al suolo.

Si fanno scontrare le bacchette come se fossero spade, però il punto di incontro non é nel centro rispetto ai partecipanti, ma il musicoterapeuta posizionerà la bacchetta sul lato esterno, in modo che il bambino oltrepassi costantemente ad ogni battuta la sua linea media corporale.

Variazione 1:

si cambia con l'altra mano.

Variazione 2:

il bambino ha le due bacchette e le incrocia verso entrambi i lati, svolgendo l'esercizio da solo.

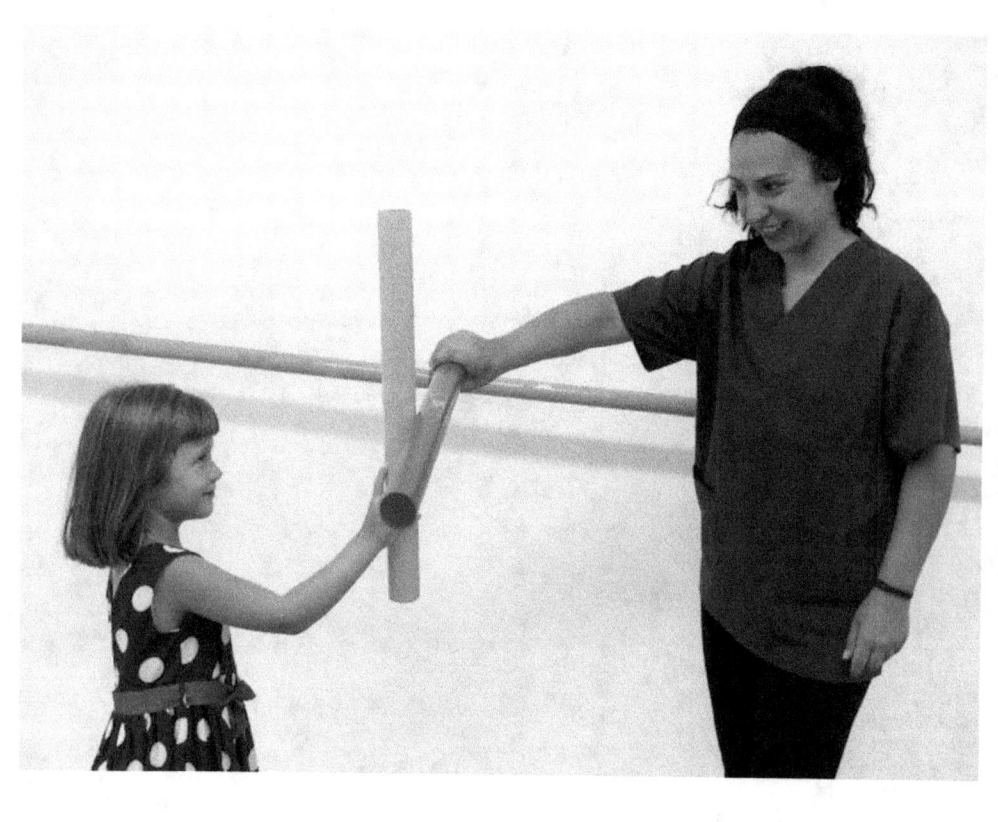

SPADACCINO
CON TUBI COLORATI

Variante: in piedi, il musicoterapeuta avrà sempre il tubo più lungo per facilitare l'esercizio al bambino ed allo stesso tempo proteggersi da possibili incidenti.

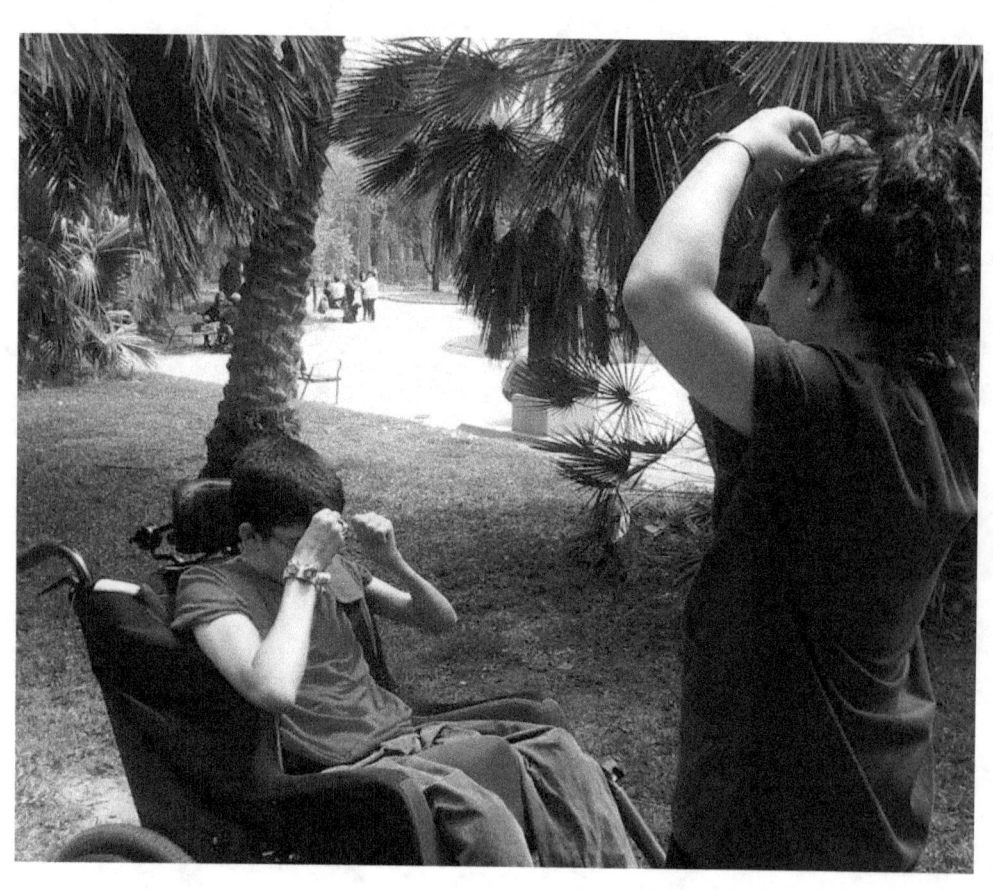

CANZONE DI SALUTO

Materiali: Segni del metodo bimodale[1] adattati

Persone: Coppia terapeutica o gruppo.

Musica: Canzone di benvenuto inventata.

La canzone é accompagnata con il movimento simultaneo delle braccia e delle mani che, attraverso il linguaggio dei segni bimodale, rappresentano ciò che si sta comunicando.

L'obiettivo é rafforzare la memoria corporale e verbale allo stesso tempo. Uso molto questo tipo di insegnamento nelle scuole infantili per favorire l'apprendimento e sviluppare lo schema corporeo.

Le due braccia e le due mani compiono lo stesso gesto nello stesso momento.

1. Metodo bimodale: Integra il linguaggio dei segni col linguaggio parlato. Quindi il linguaggio dei segni viene usato come supporto al linguaggio parlato. Infatti non si utilizza la lingua dei segni vera e propria, ma l'italiano segnato esatto.

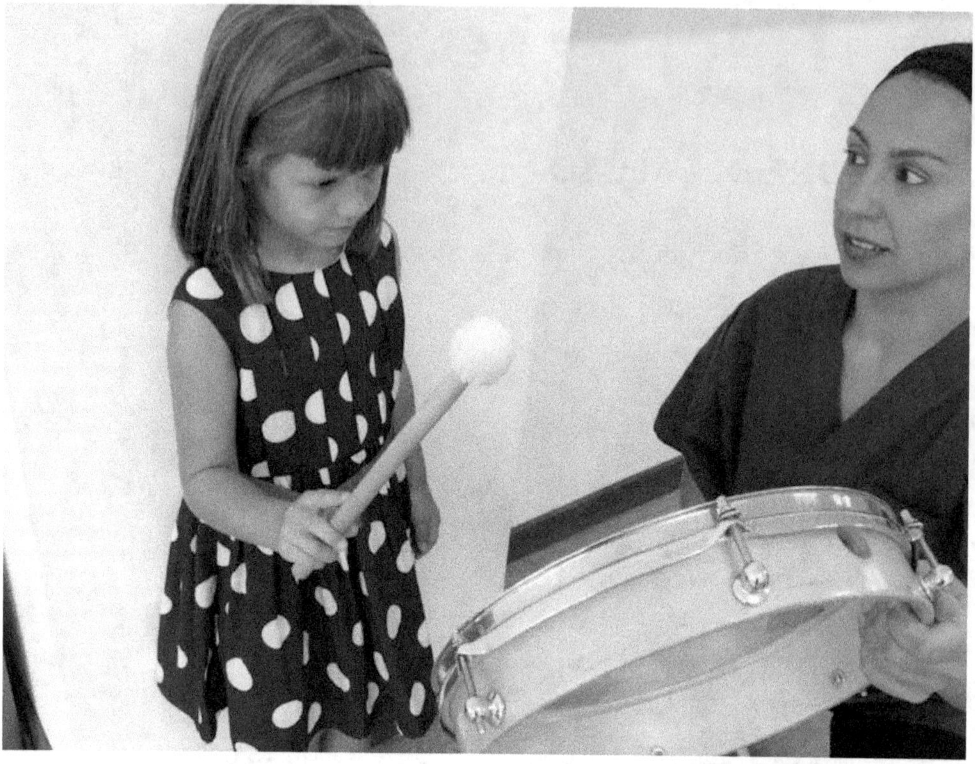

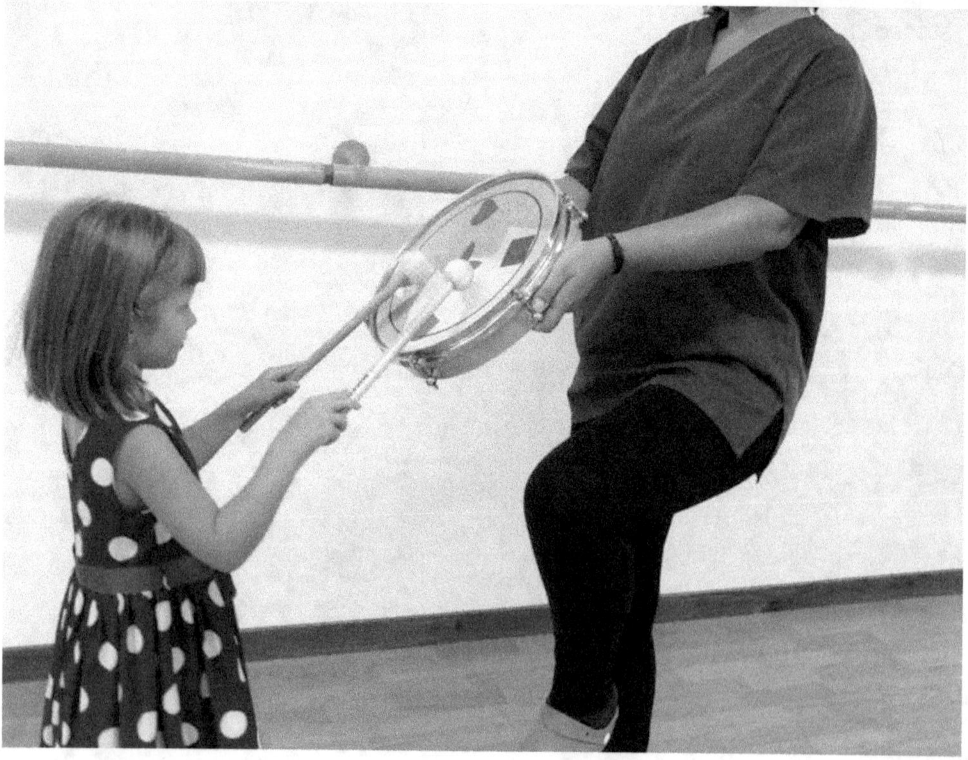

MARCIA CON TAMBURELLO

Materiali: Tamburello ed una bacchetta, bracciale di sonagli.

Persone: Coppia terapeutica o gruppo.

Musica: Ritmi vari prodotti al tamburello dal terapeuta.

Il movimento delle gambe accompagna il ritmo prodotto dal tamburello, si può aiutare con una canzone ad anticipare il ritmo da seguire e creare fiducia nel bambino stimolando il suo interesse a proseguire. Si possono dare delle indicazioni come: «alza le ginocchia al tetto o al cielo» e mostrare l'esercizio, esagerando il movimento delle gambe.

Può essere utile usare calze antiscivolo o scarpe di un colore appariscente, anche se a volte questo può essere meno opportuno, per esempio in alcuni bambini con autismo.

Si può enfatizzare il movimento dei piedi con un braccialetto di sonagli alle caviglie. Questo solitamente da soddisfazione ai bambini, ma alcuni possono avere ipersensibilità al tatto, quindi possono rifiutare i sonagli alle caviglie, tenendo in considerazione questo i sonagli si possono attaccare alle scarpe, nel caso vogliano sentire davvero il loro suono durante il movimento.

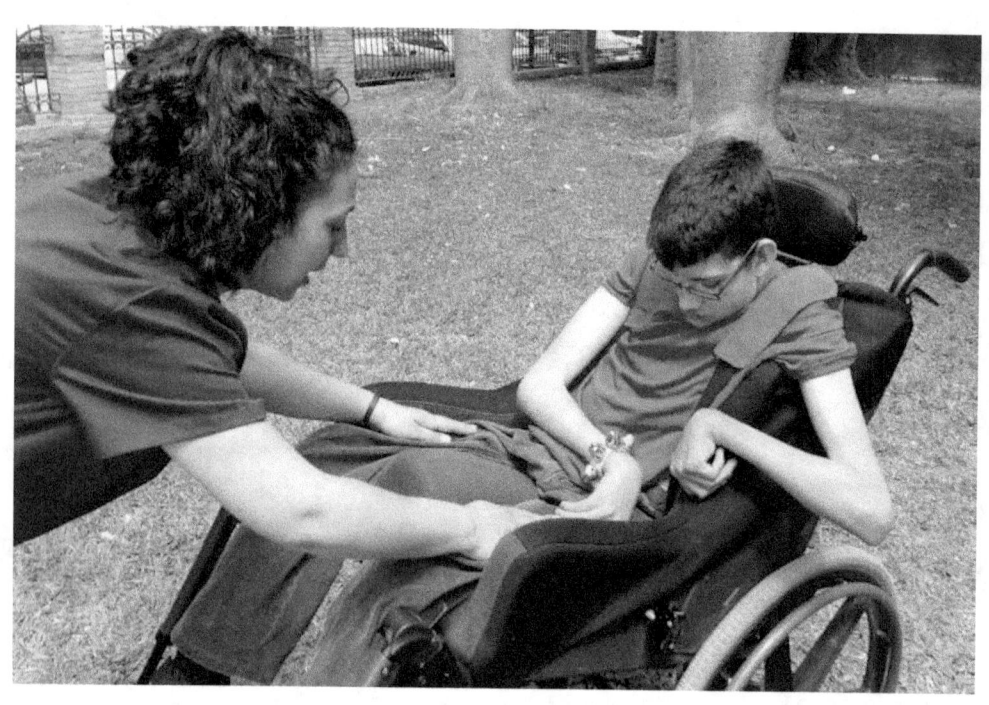

Variazione di Marcia con Tamburello per i più piccoli

Dovuto al normale sviluppo motorio dei bambini, generalmente
l'equilibrio é instabile fino ai 18 mesi del bambino. Nel caso in cui
sia precario per qualunque altro motivo, adatto l'esercizio senza
movimento, mantenendo la posizione in piedi, con le gambe in
apertura quanto il bacino e senza movimento.
Se anche così il bambino manifesta difficoltà, propongo una sedia
senza schienale e se in questa posizione il bambino si sente sicuro,
il secondo passo sarà la posizione in piedi con la schiena appoggiata
alla parete fino a quando potrà stare in piedi in equilibrio, svolgendo
l'esercizio senza sostegno.
Solitamente comincio con solo una bacchetta, le due mani
afferrano solo una bacchetta in posizione statica, più tardi si proverà
con due bacchette , una in ogni mano e solo più tardi si muoverà il
bambino al ritmo della canzone.
A volte quando il movimento delle gambe non é possibile, per qualche
motivo, io stessa mi muovo stando davanti al bambino e propongo
al bambino di suonare il tamburello.
Proviamo quindi vari ritmi affinché si possa associare la produzione
sonora emessa dal bambino attraverso il tamburello con il movimento
delle mie gambe

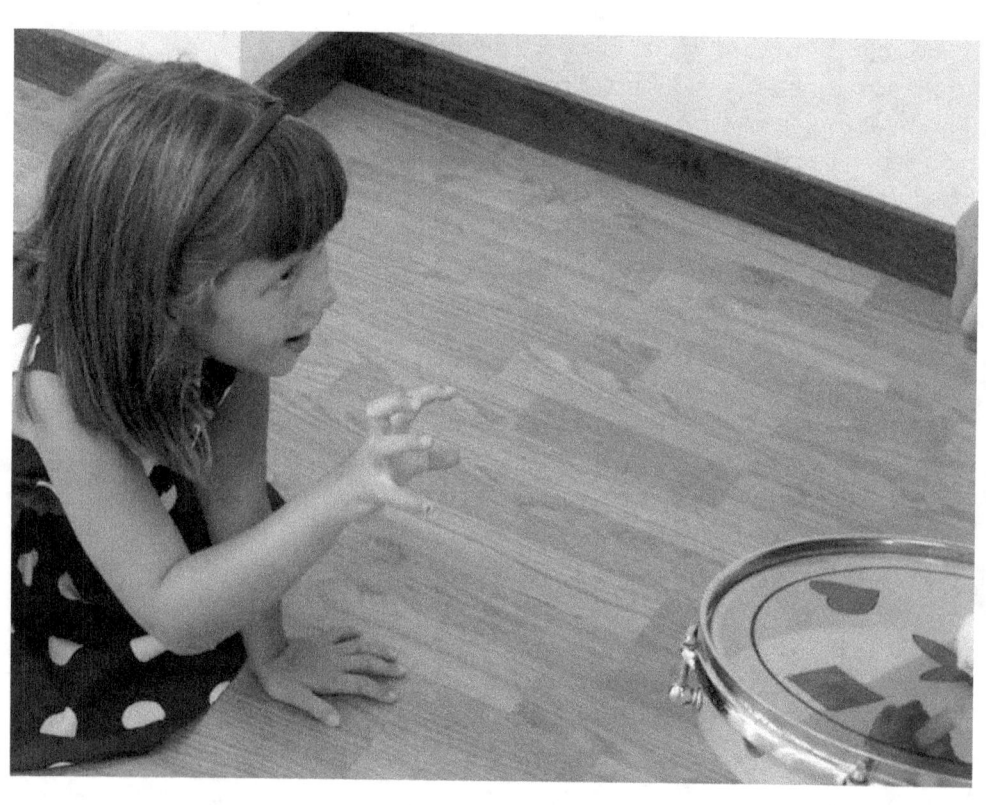

GIOCO DEGLI ANIMALI CON MUSICISTA

Materiali: un tamburello ed una bacchetta.

Persone: musicoterapeuta e bambino o bambini.

Musica: prodotta attraverso il tamburello ed il suono degli animali

L'attività si compone in modo che si creino turni dove uno é il direttore d'orchestra del bosco e l'altro o gli altri fanno gli animali.

Il direttore d'orchestra sta seduto e suona il tamburello, gli animali si muovono a ritmo del tamburello, riproducendo il gesto proprio che caratterizza l'animale scelto e facendo il suono onomatopeico di ogni animale.

Ogni volta il terapeuta formula la domanda: «che animale c´é nel bosco?».

Quando si interrompe il suono del tamburello, si interrompe anche il movimento.

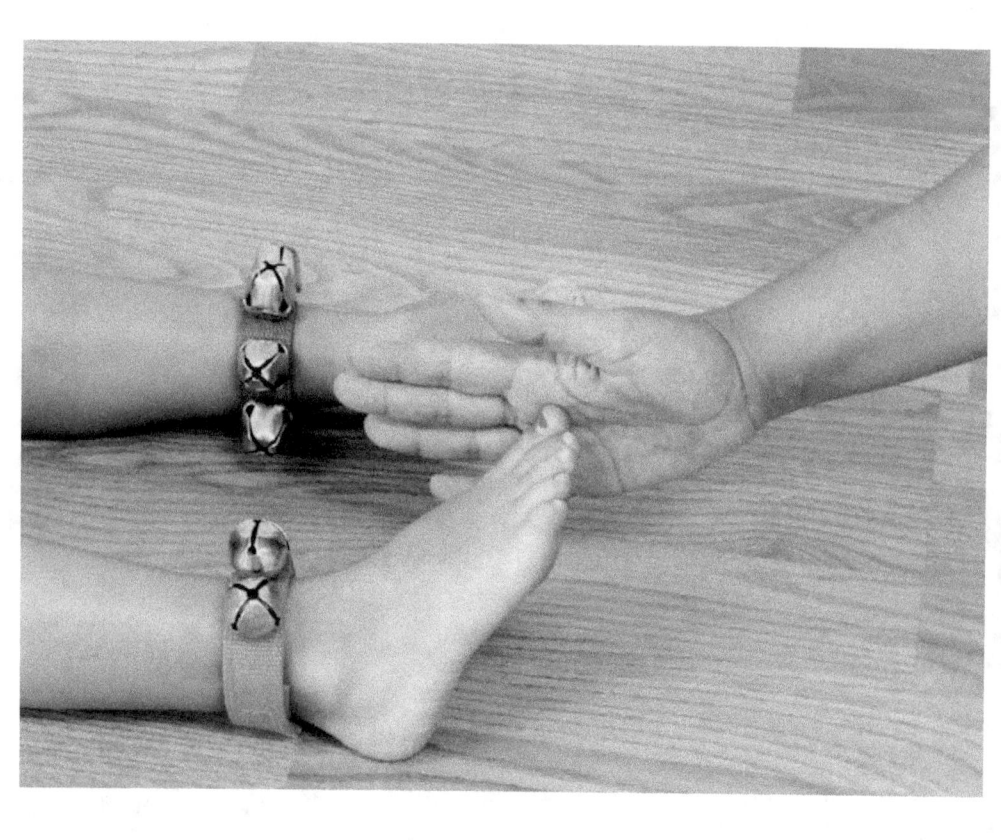

TERGICRISTALLI CON SONAGLI

Materiali: 2 braccialetti con sonagli.

Persone: musicoterapeuta e bambino.

Musica: voce del musicoterapeuta e suono dei sonagli

Questo esercizio é stato adattato della Terapia de Movimiento Rítmico[1] e l'ho appreso attraverso l´insegnamento di Eva Mª Rodríguez e Harold Bloomberg che sono stati i miei maestri,

l'ho adattato alla mia routine di lavoro seguendo i bisogni di ogni bambino in un programma più specifico di esercizi,

rafforzato da altri esercizi dati ai genitori che li propongono quotidianamente in casa.

Il bambino chiude ed apre i piedi in modo che si scontrino gli alluci nel centro. Risulta più facile proporre come obiettivo toccare la mano del terapeuta.

Si può anche svolgere in modo passivo, ed in questo caso é l'adulto che fa ruotare le gambe del bambino afferrando le caviglie per avvicinare ed allontanare gli alluci.

1 http://www.haraldblomberg.com/Spansk/

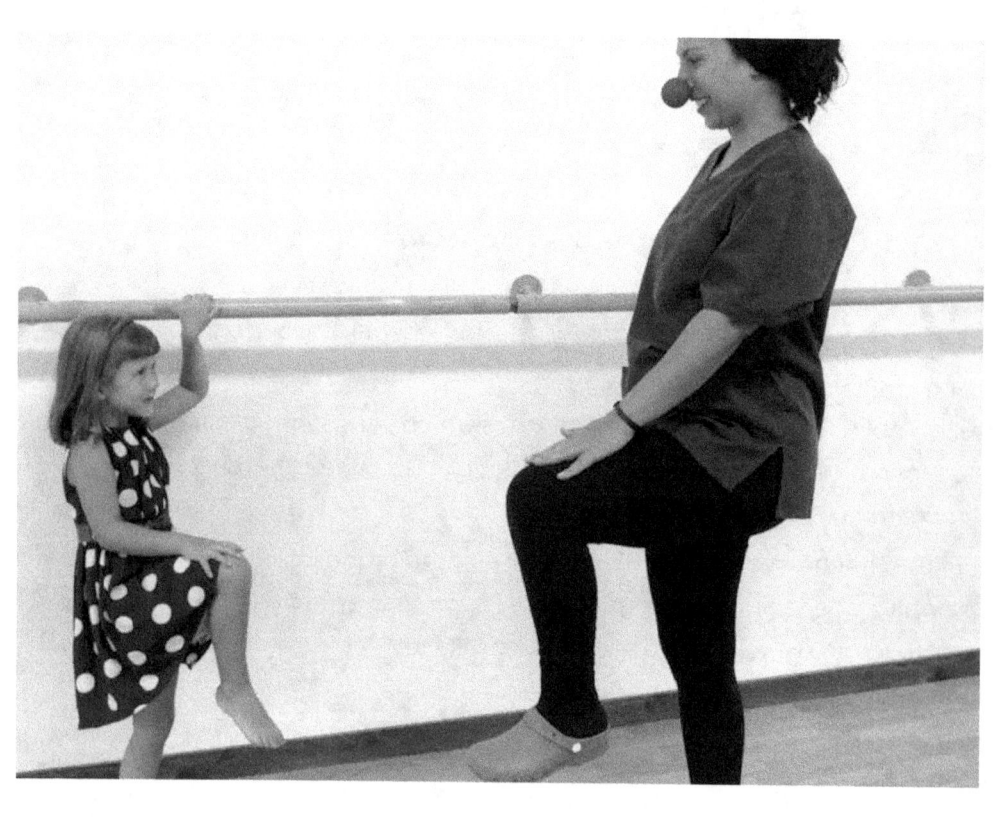

IL PAGLIACCIO PO-PO
E LA FARFALLA LA-LA

Materiali: Naso di gomma rosso ed una maschera di gomma di farfalla.

Persone: Musicoterapeuta e bambino o gruppo.

Musica: Prodotta dalla voce della Mt.

Introduco la figura del pagliaccio poco a poco, assicurandomi che nel gruppo non ci sia nessuno che teme i pagliacci o le maschere in generale [potremmo chiederlo prima ai genitori o tutori perché quando si usa un materiale specifico: palloncini, palloni fisiologici etc., e questo materiale è stato associato precedentemente ad una esperienza traumatica per il bambino, come per esempio l'esplosione di un palloncino o la caduta da un pallone fisiologico, questo può influenzare la nuova esperienza].

Quindi, tenendo questo in considerazione, possiamo trasformare il vissuto occupandoci direttamente del bambino offrendogli un'esperienza piacevole e rispettosa usando lo stesso materiale, lentamente.

Descrizione: la mano destra si appoggia sul ginocchio destro mentre fa un movimento di flessione che spinge il ginocchio verso l'alto e dopo la mano sinistra tocca il ginocchio sinistro mentre questa si flette portando la gamba verso l'alto. Insieme al movimento la Mt. canta «po» ad ogni movimento e determina con la voce un ritmo che i bambini imitano.

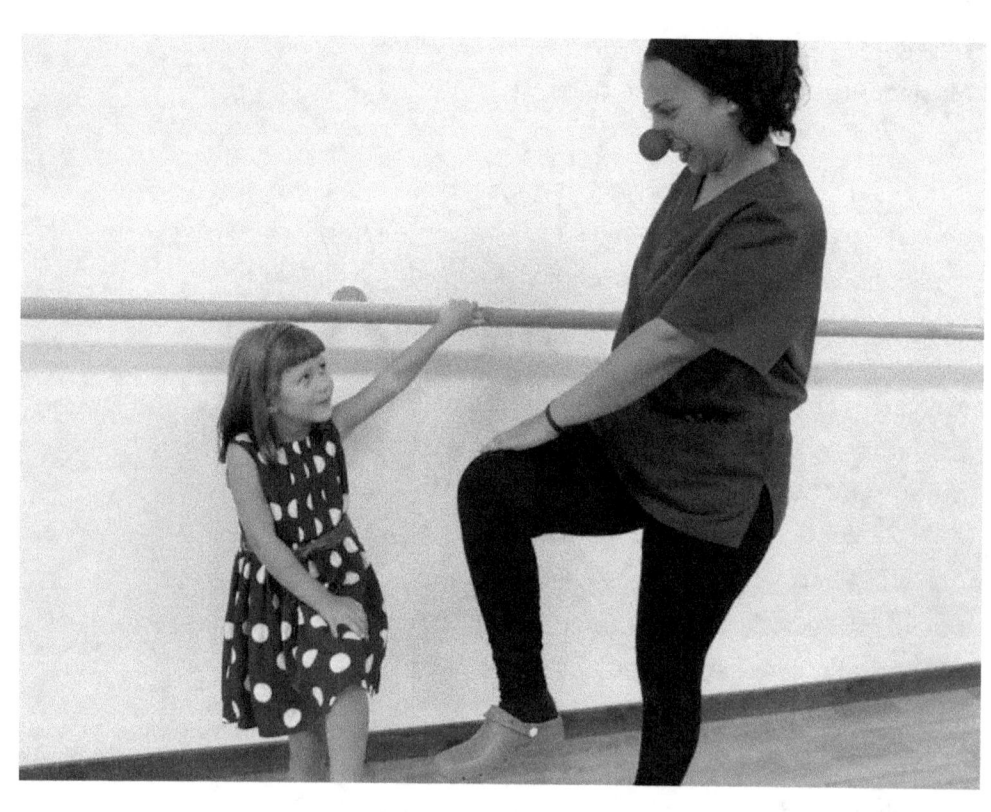

Variazione: Pagliaccio Po-Po incrociato

Questa volta la mano destra si appoggia sul ginocchio sinistro mentre questo si flette dirigendo la gamba verso sopra, la stessa cosa con l'altro lato: mano sinistra gamba destra.

Nell'introduzione del pagliaccio la musicoterapeuta racconta la storia di un pagliaccio che arriva da un luogo lontano ed é stanco, perciò cammina lentamente... dopo svolgerà qualche azione che gli dará forza e dopo si stancherà di nuovo.

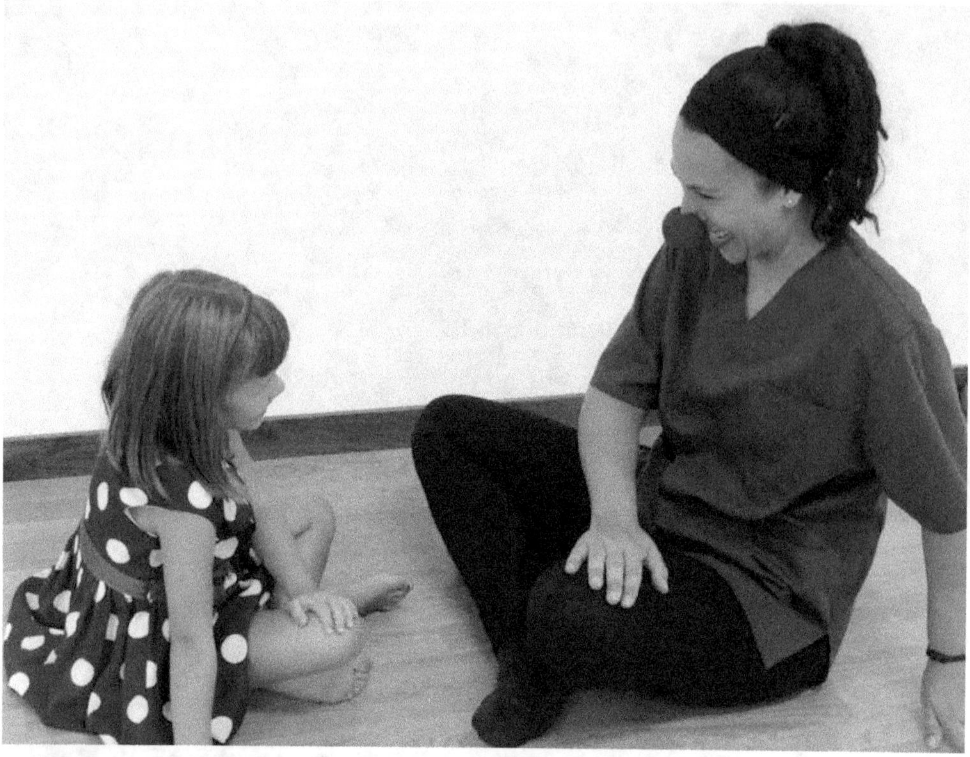

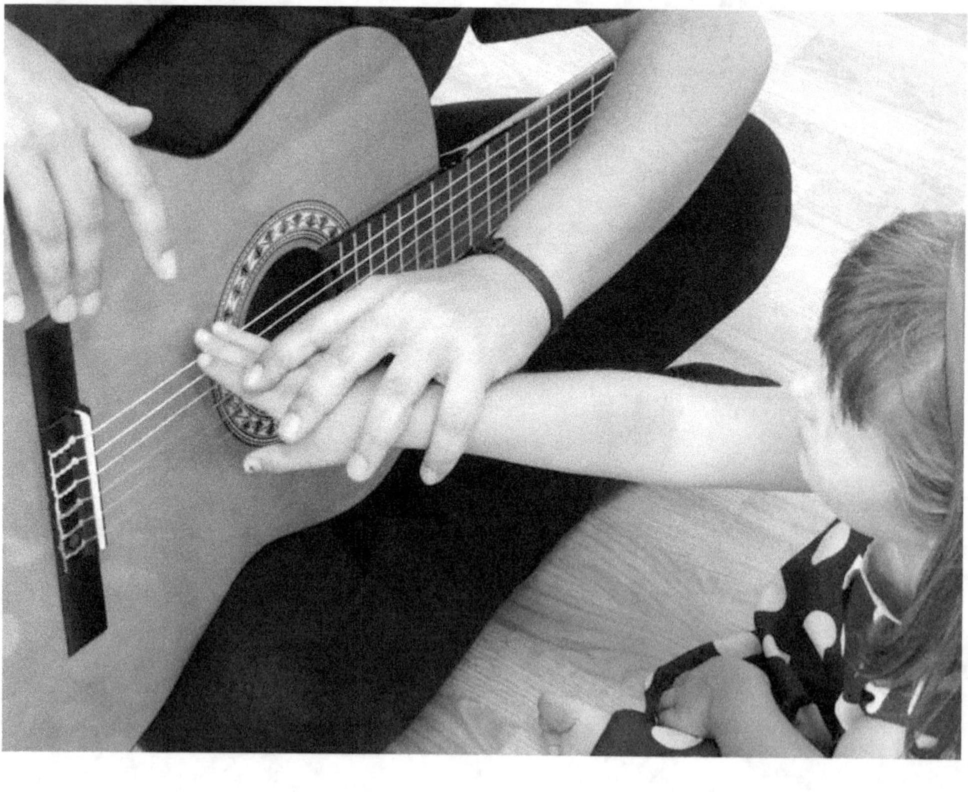

Variazione: Pagliaccio Po-Po in passivo

Quando non é possibile eseguire l´esercizio in piedi per diversi motivi, risulta interessante svolgerlo da seduti ed il bambino muove solo le braccia fino a toccare le ginocchia.

Questa variante si può effettuare sia con l'esercizio in linea che incrociato.

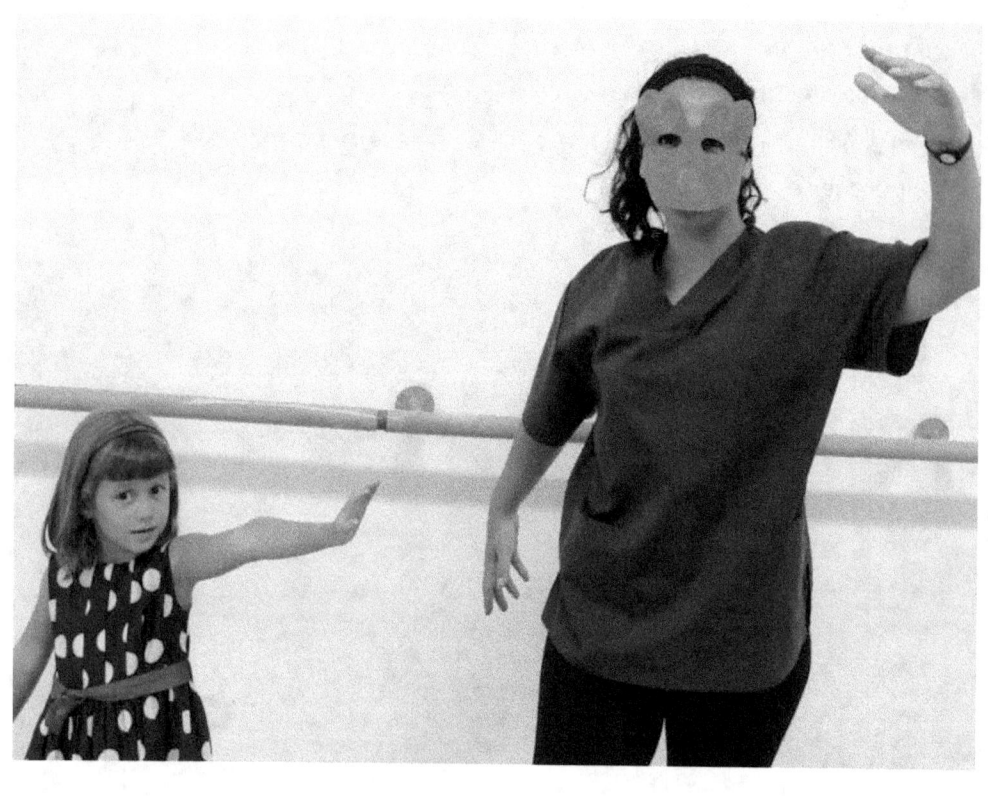

FARFALLA LA-LA

Per introdurre la Farfalla La-La faccio in modo di instaurare una conversazione tra il pagliaccio che sta camminando e la farfalla che chiede:

«Pagliaccio Po-po perché cammini cosí veloce? O cosí piano...».

Il pagliaccio Po-Po gli risponde con il suo modo di camminare.

Il movimento della farfalla é uno «svolazzamento» delle braccia che si alzano e si abbassano, e girando su se stessi si canta le sillabe: la-la-la-la....

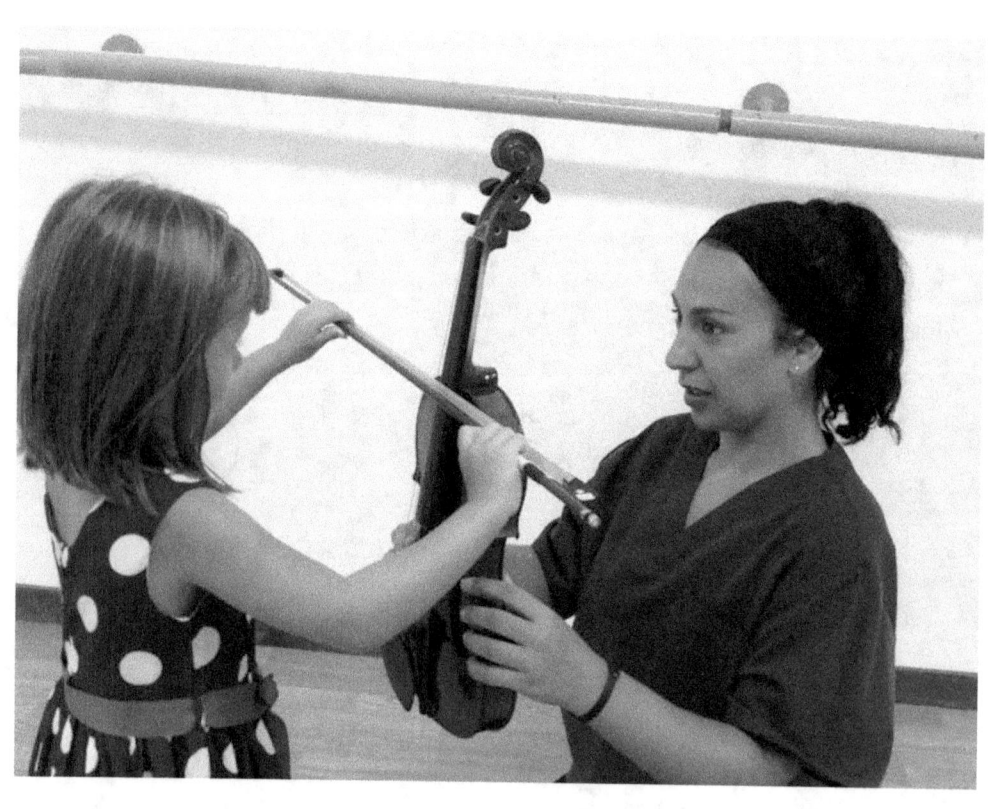

TUTTI SUONIAMO IL VIOLINO

....

Materiali: violino, arco.

Persone: Mt. e bambino

Musica: prodotta dallo strumento.

....

La Musicoterapeuta sostiene il violino all'altezza del torace del bambino e nella linea media del corpo dello stesso. Si invoglia il bambino ad afferrare l'arco del violino alle due estremità con un'apertura un pó più grande di quella delle sue spalle, nel caso l'arco fosse più piccolo ho fatto diverse modifiche per le varie larghezze con elastici, gomma piuma, ecc.

Si invita il bambino a muovere l'arco da un lato all'altro

all'incirca per due minuti. Si rinforza il bambino invitandolo a guardare negli occhi e comunicando con lo sguardo apprezzamento su come esegue l'esercizio.

E' molto importante perché mentre rinforziamo il bambino, facciamo anche in modo che lo sguardo si mantenga fermo nel centro.

Le gambe ed in generale il tronco non devono muoversi e, a secondo delle situazioni particolari, si chiede al bambino di restare immobile o si esegue la pratica da seduti in una sedia che permette ai piedi del bambino di appoggiarsi al suolo.

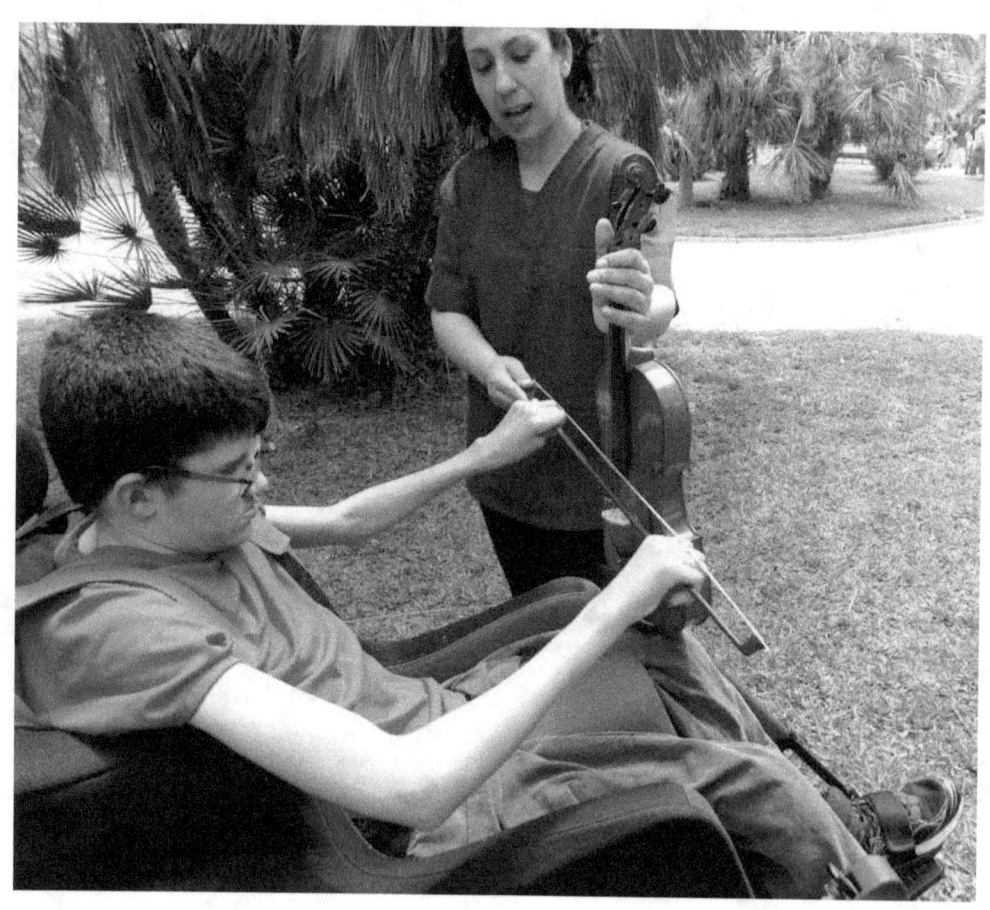

Variazioni:

L´esperienza con persone con Paralisi Cerebrale mi ha portata a studiare una versione passiva dell'esercizio, nella quale la mt. muove l'arco sul quale previamente il bambino ha poggiato le mani con l'aiuto della mt., la quale sostiene il violino in posizione verticale, appoggiato magari su di un cuscino, sulla sedia a rotelle o sulle gambe del bambino.

Se il bambino riesce a suonare solo sostenendo l'arco con una mano é opportuno che gli si permetta di suonare cosí, mantenendo il violino nella stessa posizione al centro del tronco ed eventualmente inclinando solo lo strumento per permettere l'emissione sonora.

(Si facilita la produzione sonora e la conseguente soddisfazione del bambino mettendo più resina nell'arco e anche nelle stesse corde del violino se necessario).

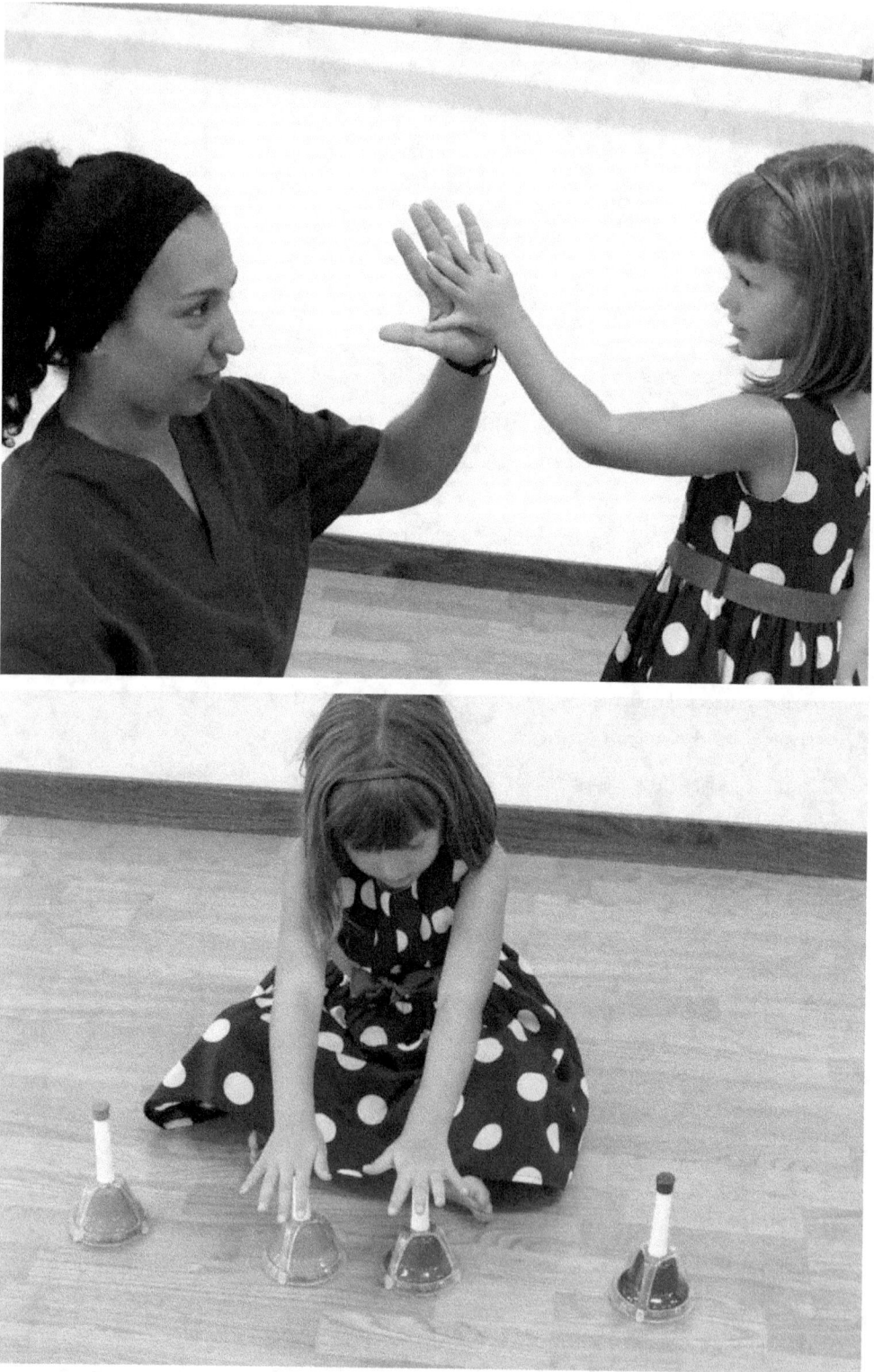

SALUTO BATTENDO LE MANI

Materiali: 2 braccialetti con sonagli

Persone: Mt e bambino

Musica: Mt. e suono prodotto dai sonagli

Esempio: «Ciao, Ciao, Ciao Mario, hai suonato molto bene il violino ed il piano pure, Ciao, Ciao, Mario».

La Mt. é davanti al bambino alla sua altezza, se il bambino é piccolo può inginocchiarsi. E´importante mantenere lo sguardo con il bambino e mostrargli con gli occhi apprezzamento.

Il saluto viene fatto individualmente, anche in gruppi grandi e non importa quali siano le capacità che abbia ciascun bambino, l' importante è ricompensare con parole il bambino affinché senta motivazione e si fomenti la costruzione di una buona autostima.

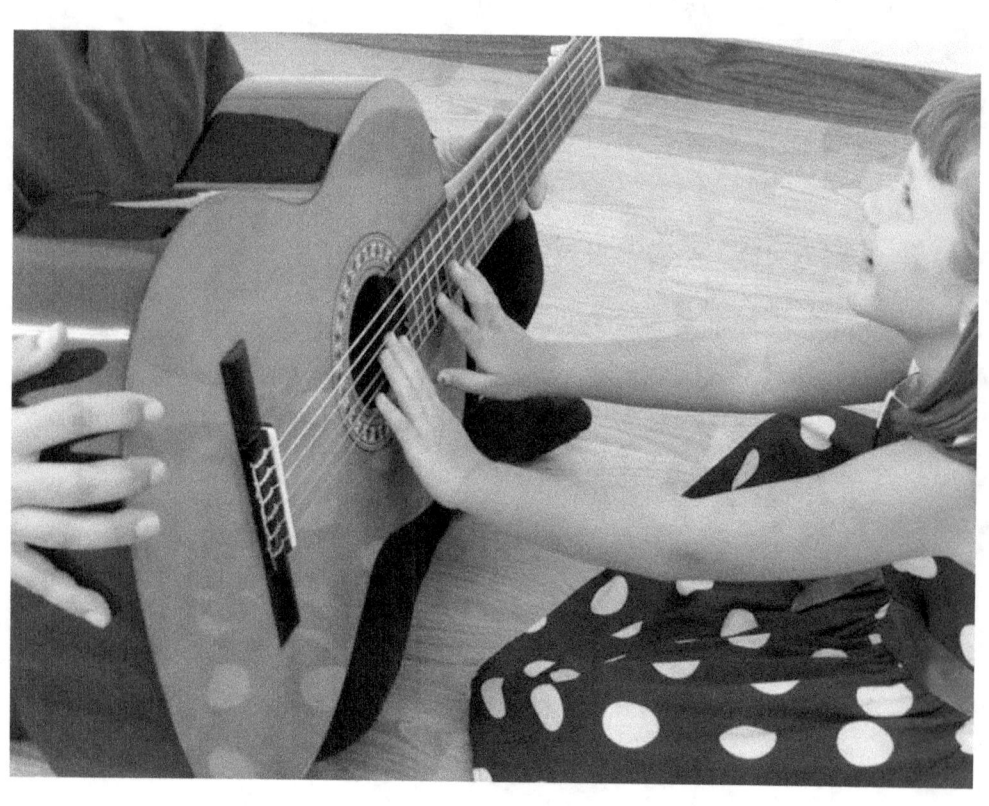

«CHITARRA: SUONO DAVANTI, DIETRO E DENTRO»

Materiali: Chitarra.

Persone: Mt e bambino.

Musica: voce della Mt.

La Mt. si dispone davanti al bambino sostenendo la chitarra con le sue mani e canta per invogliarlo a suonare:

1. Davanti: con le due mani le corde

2. Dietro: battendo con le due mani

3. Dentro: cantando dentro il foro della cassa di risonanza della chitarra.

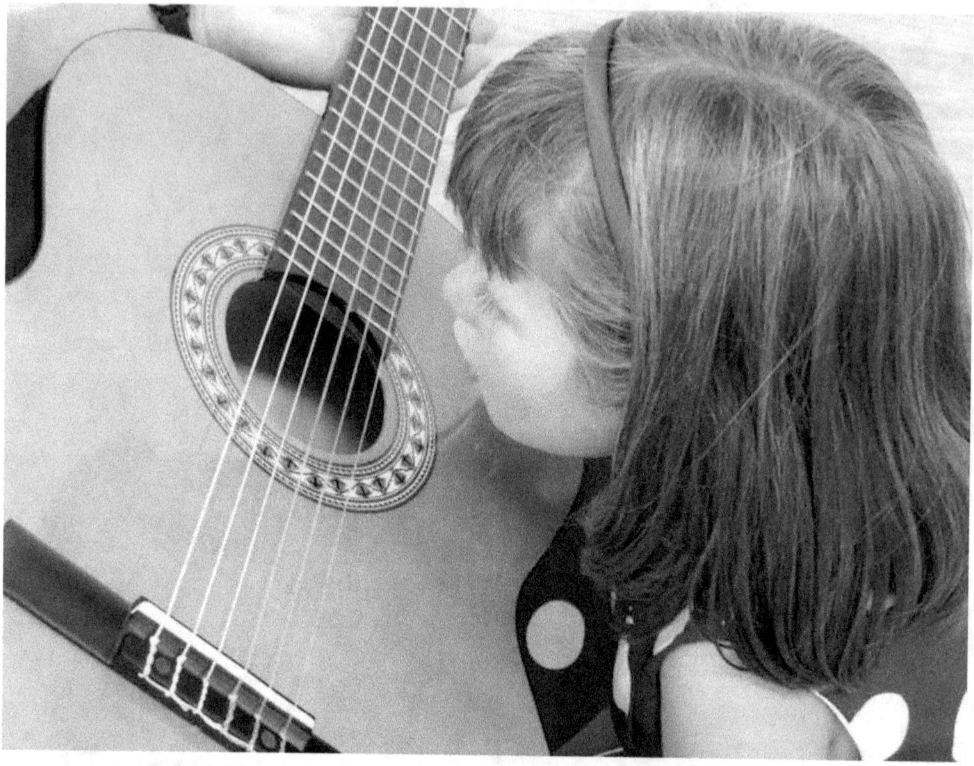

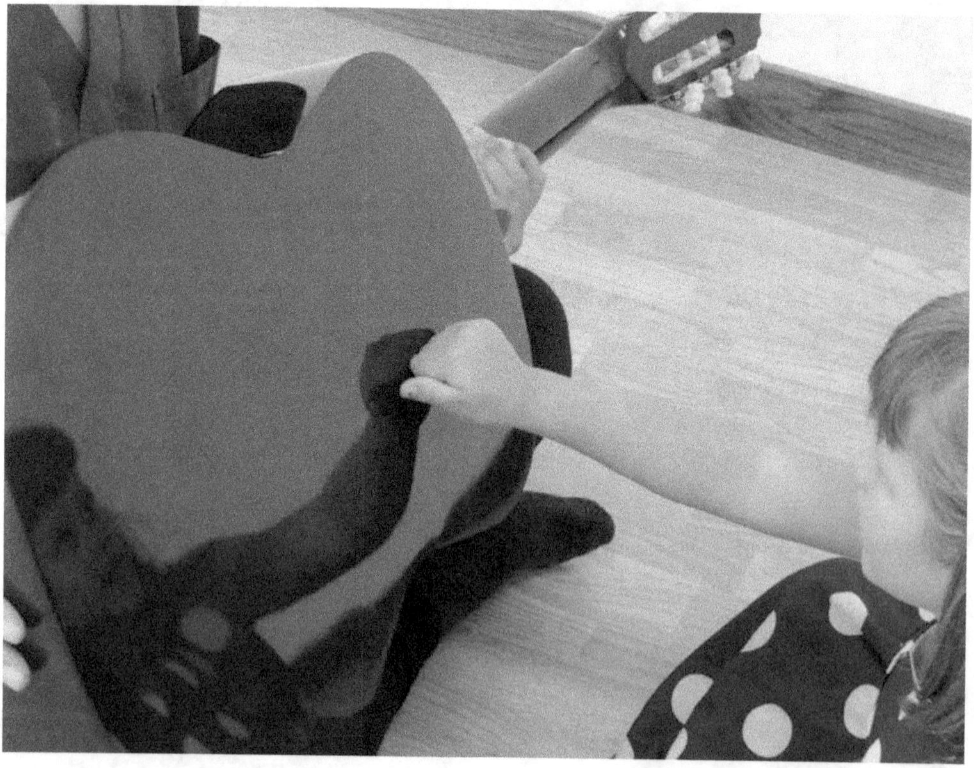

1. Chitarra davanti

Il bambino suona, con le due mani insieme, le corde della chitarra a ritmo della canzone, con un movimento di andata e ritorno come quello di un pennello.

2. Chitarra da dietro

Suona la chitarra con le nocche delle mani in modo alterno, prima una mano e dopo l'altra, creando ritmi.

3. Chitarra dentro

Il bambino canta dentro il foro della chitarra o il suo nome o una frase o solo una sillaba o semplicemente avvicina la bocca alla chitarra o apre la bocca, dipendentemente dalle sue capacità.

Ho notato che é una pratica molto motivante per stimolare l'emissione vocale. L'amplificazione del suono della propria voce dentro la cassa di risonanza e l'uso insolito della stessa, funziona come stimolo per provare la voce nella maggior parte delle persone.

Quando il bambino apre la bocca o fa un piccolo gesto con il volto per provare a cantare dentro la chitarra, questo piccolo gesto é da considerare valido. Soprattutto é opportuno ricordarlo con persone con Paralisi Cerebrale.

I bambini con Autismo é frequente che avvicinino la bocca alla chitarra, a volte mordono le corde o premono le labbra contro le corde. E'importante premiare anche questo tipo di avvicinamento allo strumento.

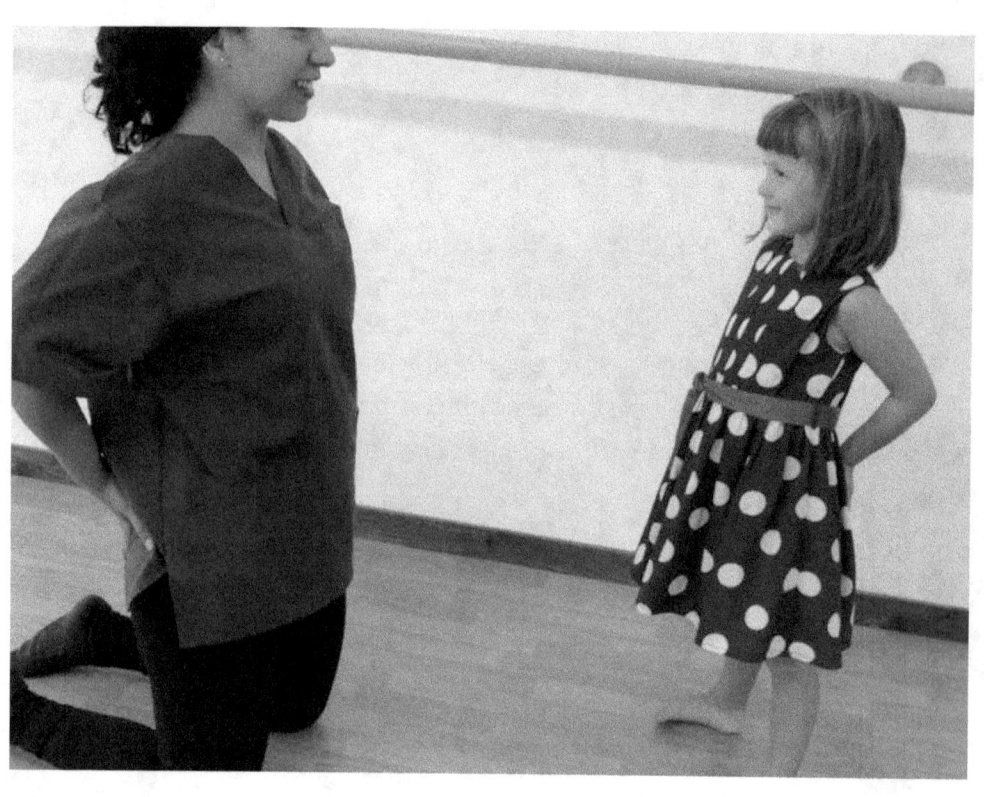

«MASSAGGINO FACCIAMO CON»

Materiales: /

Personas: Mt e bambini.

Musica: voce della Mt.

Testo della canzone: «Massaggino facciamo con...»

• **Mani:** le mani applaudono.

• **Piedi:** i piedi marciano sul posto.

• **Gambe:** le mani di ogni bambino percuotono i propri quadricipiti.

• **Braccia**: la mano di ogni bambino percuote un avambraccio e dopo l'altro.

• **Pettorali:** le due mani di ogni bambino percuotono sui pettorali alti, tra lo sterno e le articolazioni delle spalle. Le dita sono rivolte verso lo sterno.

• **Pancia:** si percuote con le due mani alternativamente intorno all'ombelico, in senso orario.

• **Testa:** le dita delle due mani di ogni bambino colpiscono tutto il cranio, dalla fronte fino ad arrivare all'occipitale.

E' molto importante questo esercizio perché risveglia la coscienza ossea ed allo stesso tempo si toccano alcuni punti di integrazione neurologica condivise da varie discipline.

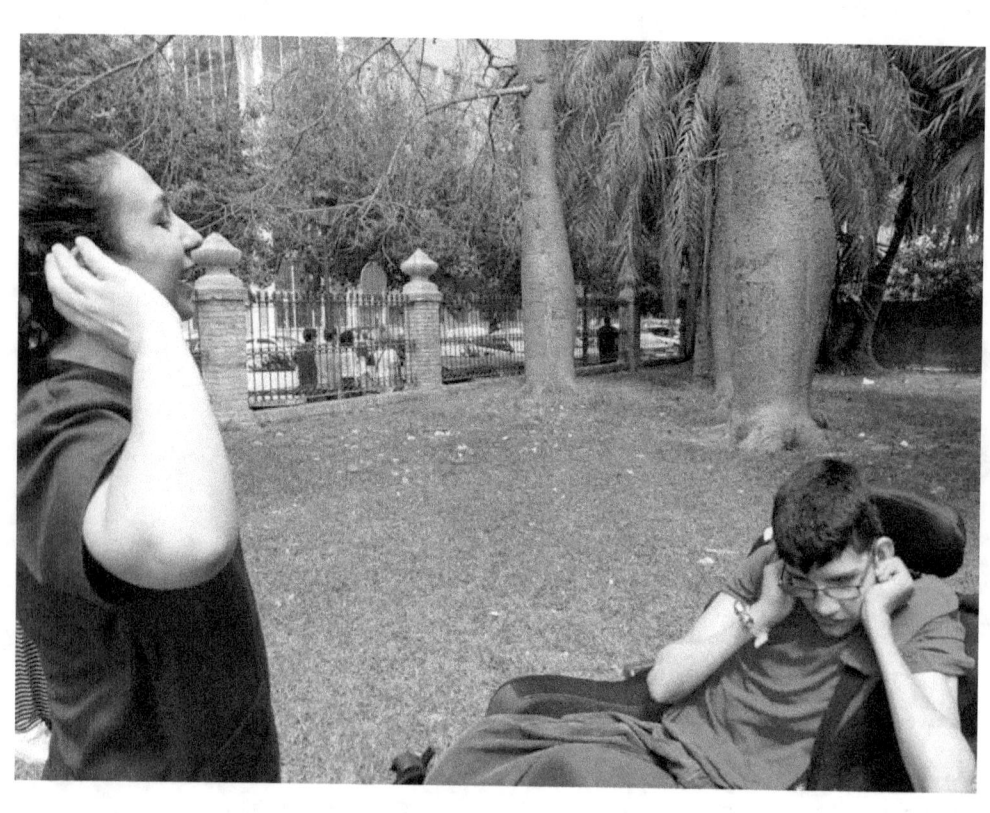

>>

Glutei:

Auto-percussione sui grandi glutei in modo ritmico. In generale motiva e fa divertire.

Indicazioni:

Le mani sono in forma di conchiglia quando si percuote su tutto il corpo.

Si chiede ai bambini un periodo di ascolto per ogni parte del corpo che si percuote.

Ai bambini più piccoli si da l'indicazione di usare poca forza: piano, senza far male, a volte è opportuno aiutare ognuno ad imparare la giusta misura.

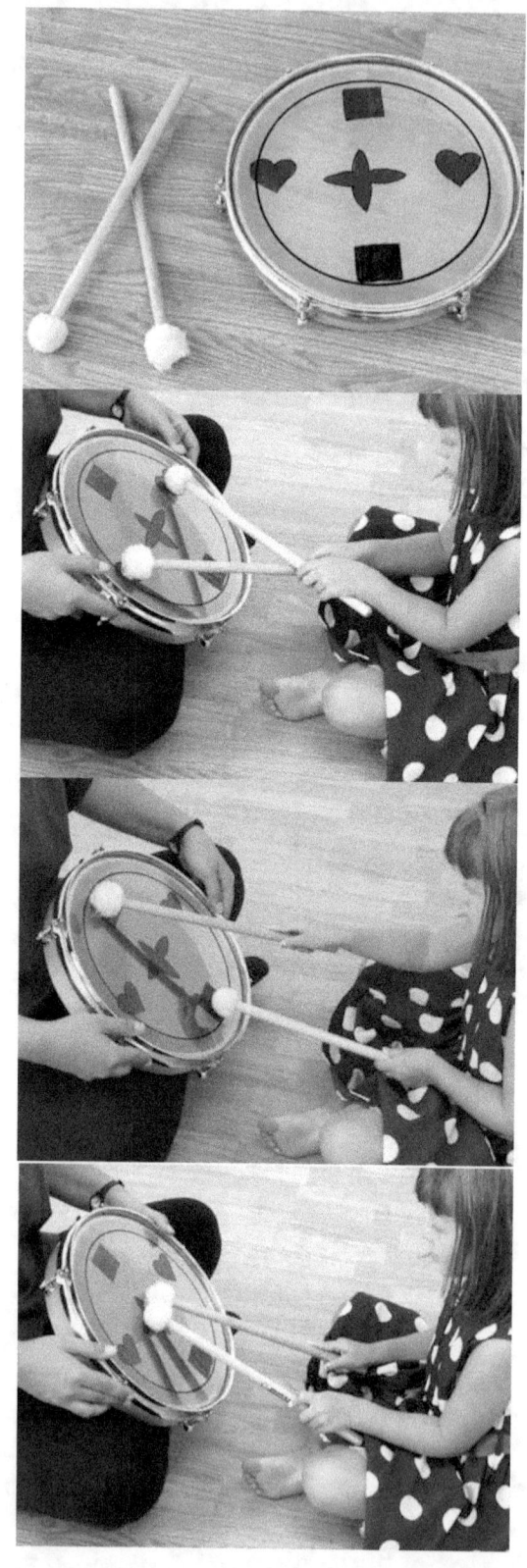

GIOCO TAMBURELLO: STELLA, QUADRATI, CUORI

Materiali: tamburello disegnato, due bacchette o tamburello adattato.

Persone: Mt e bambini o bambino.

Musica: voce della Mt e prodotta dal tamburello.

Il tamburello si dispone davanti al bambino in modo che la stella resti all'altezza del centro del suo corpo e si invita a suonare con due bacchette più o meno grandi in base alla presa dei bambini, si può anche suonare con le mani per esempio aggiungendo dei bracciali con sonagli.

Si colpisce con le due bacchette nel centro sulla stella, ai due lati sui cuori e sopra e sotto sui quadrati.

A volte quando l'esercizio riesce, si aggiunge la difficoltà di fare il movimento incrociando le due bacchette per percuotere sui cuori.

Quando si pratica in gruppo, si può ricreare lo stesso disegno del tamburello su un altro materiale che possa essere percosso, sottovasi di plastica dura per esempio, e disegnarvi sopra lo stesso schema.

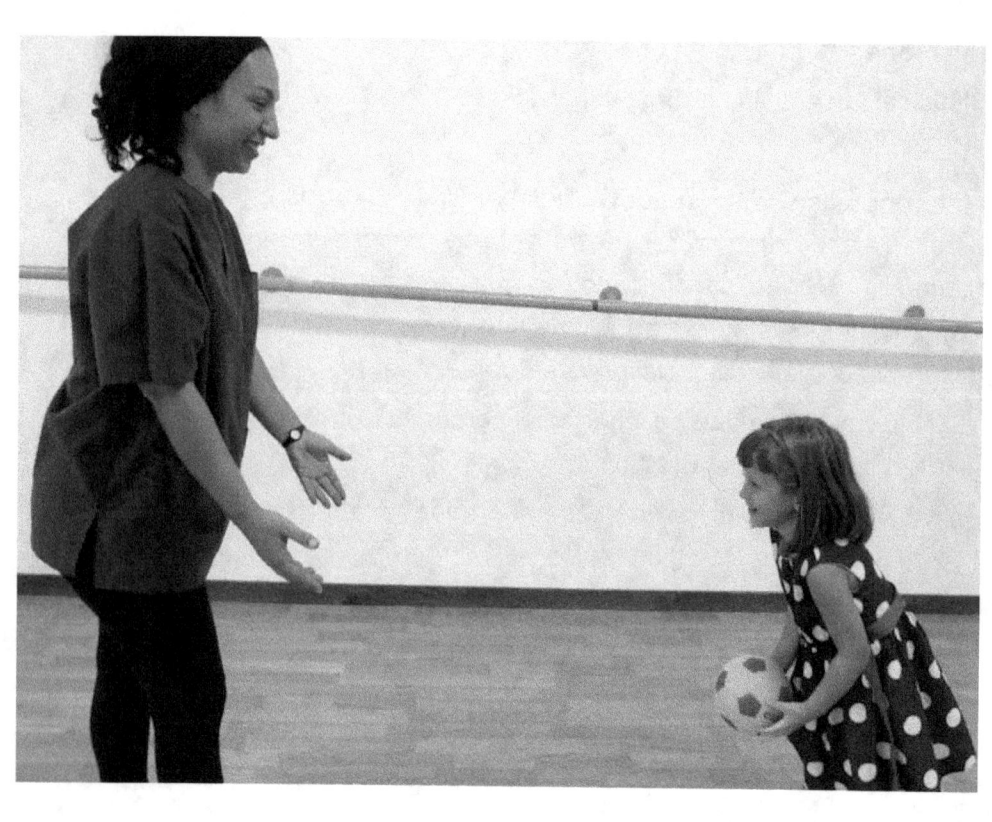

PALLA DI GOMMA PIUMA
«tin-tin ton-ton»

Materiali: Palla di gomma piuma.

Persone: Mt. e bambino o bambini

Musica: ho scelto la canzone del topolino o quella dei numeri o inventandone delle altre, l'importante é che possieda un ritmo che si ripeta sempre uguale durante tutta la durata della stessa.

Si lancia la palla con le due mani e si riceve pure con le due mani. La persona che lancia e quella che riceve si trovano una di fronte all'altra.

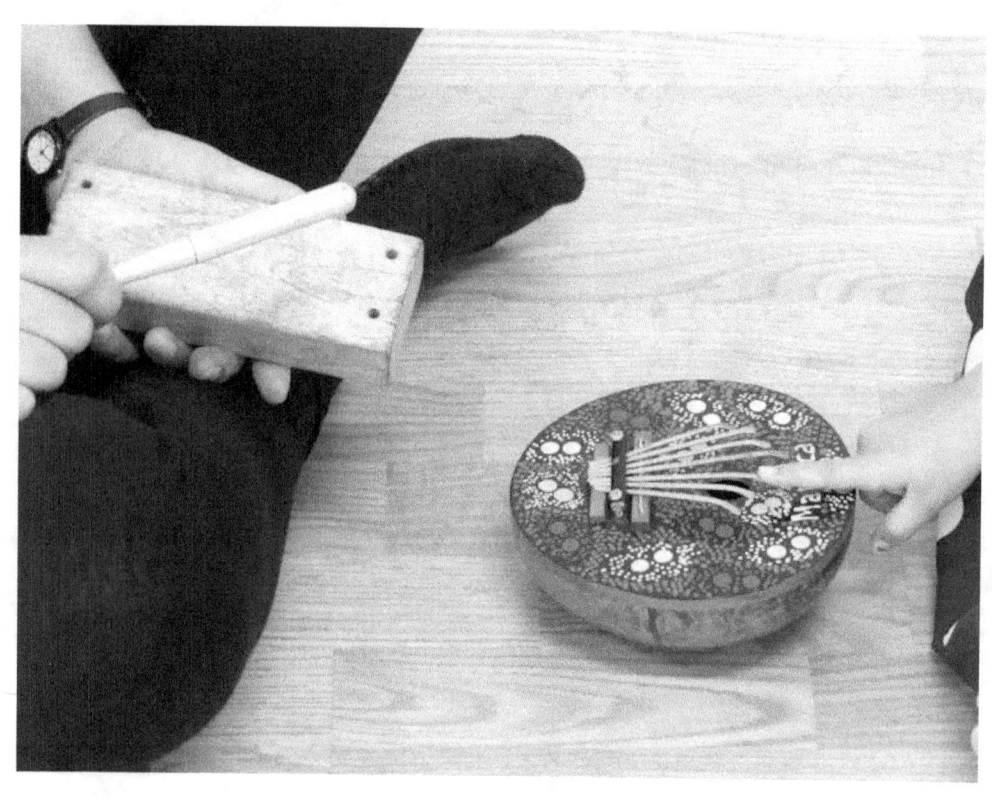

IMITAZIONE DI SUONI

Materiali: due strumenti di piccola percussione che si possano suonare con bacchetta.

Persone: Mt. e bambino.

Musica: prodotta dagli strumenti.

La Mt produce un un ritmo con uno strumento e il bambino lo riproduce uguale.

Dopo sarà il bambino a creare il suono da imitare e la Mt. lo riprodurrà. E' importante che lo strumento stia in una mano e la bacchetta nell'altra.

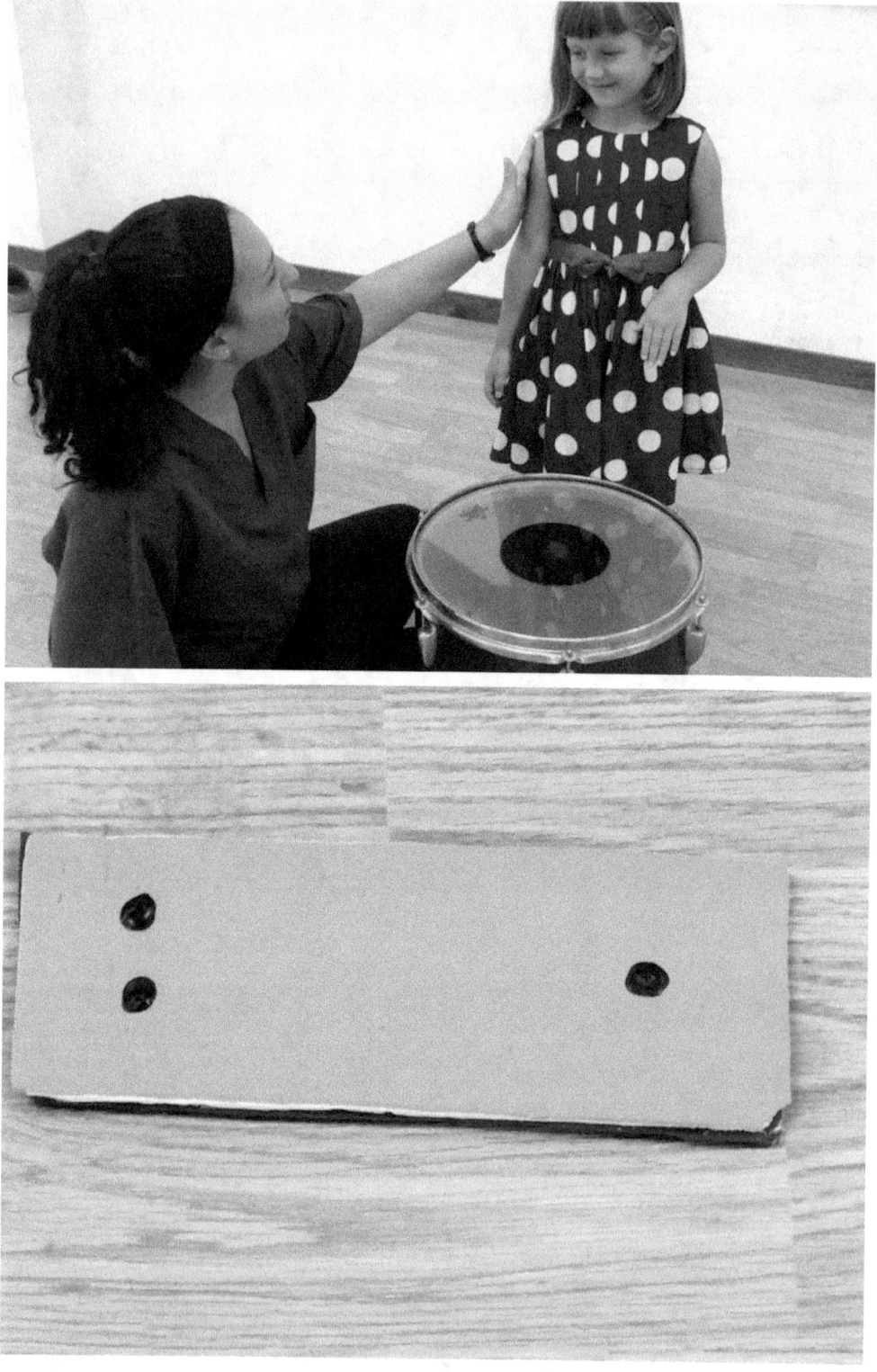

SUONARE IL DJEMBE ADATTATO

Materiali: Djembe e scheda adattata.

Personas: Mt e bambino.

Musica: voce della Mt e suono del Djembe.

Questa pratica é adatta a bambini e persone con cecità e sordità totale o parziale accompagnata o meno da altre diagnosi.

Inizia a suonare la Mt battendo i tempi sul Djembe, per esempio: 1, 2, 3 e dopo si chiede al bambino di suonare in funzione dei tocchi che si danno in ogni braccio. L'idea é che suoni lo strumento con il braccio al quale la Mt da piccoli colpi con le quattro dita di una mano.

Si può anche usare una scheda fabbricata con materiali vari, in modo che risaltino tre punti. Si fanno riconoscere con le dita al bambino come indicazione dei tempi che suonerà nel Djembe: 1, 2 o 3.

> 1 tocco =1 punto = 1 volta
>
> 2 tocchi = 2 punti= 2 volte
>
> 3 tocchi = 3 punti = 3 volte

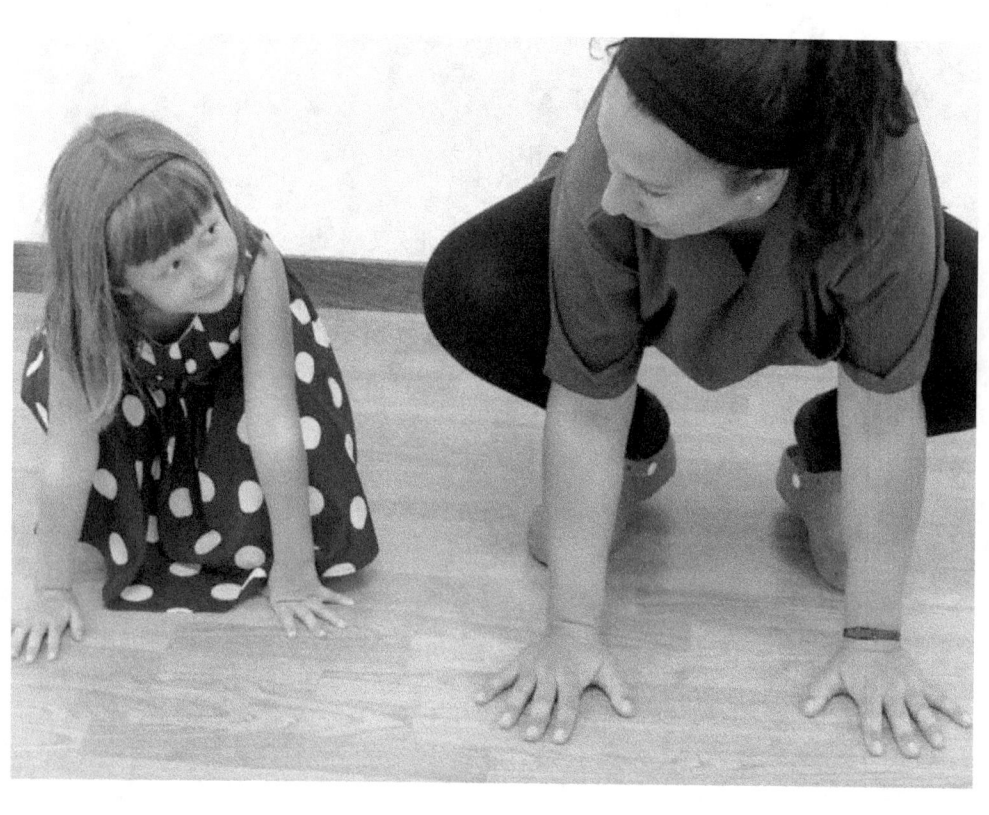

IN ALTO, IN BASSO, NEL CENTRO, DIETRO, DI LATO

Materiali: Braccialetti con sonagli.

Persone: Mt e bambini o bambino.

Musica: voce.

Si canta una canzone nella quale si ripete 2 volte ogni direzione spaziale e si dirigono le mani e le braccia nella direzione che si pronuncia durante due tempi.

In alto: si battono le mani due volte;

In basso: si tocca il suolo piegando le ginocchia inclinandosi verso il basso;

Nel centro: si portano le due mani davanti, le punte delle dita toccano lo sterno;

Dietro: si portano le mani all'altezza della vita nella parte posteriore;

Di lato: si posizionano le braccia in croce, con le dita quasi all'altezza delle spalle.

La Mt. mostra tutto l'esercizio.

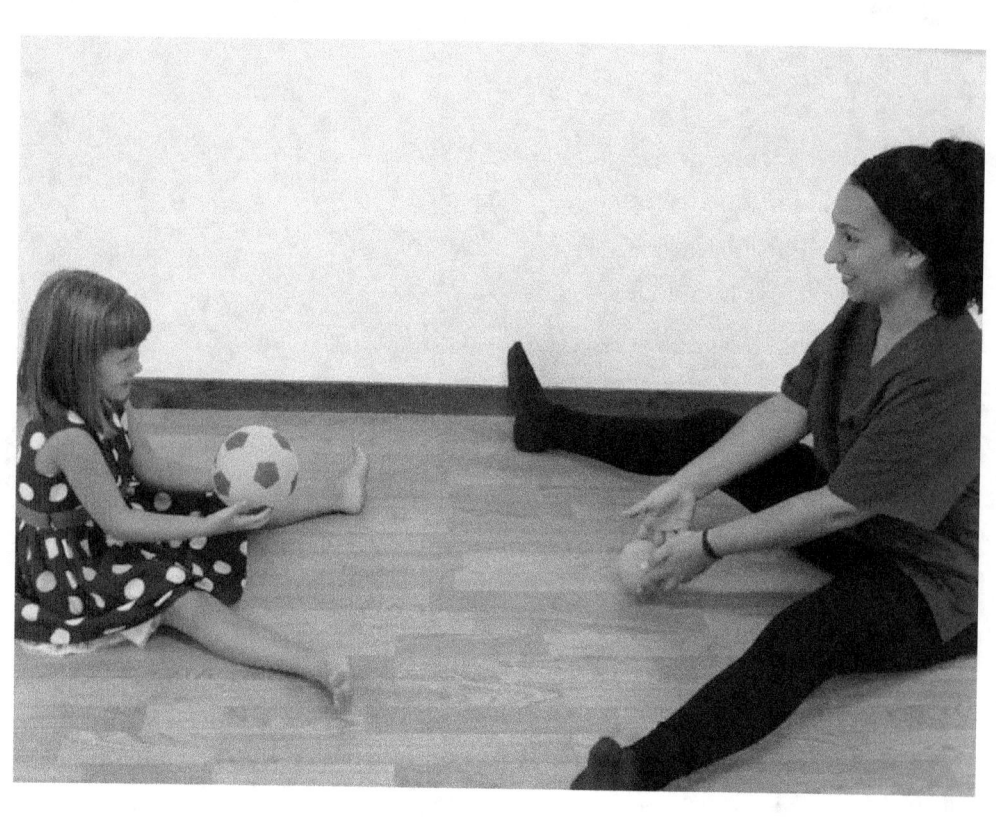

DUE PALLE DI GOMMA PIUMA

....

Materiali: due palle di goma piuma di diverso colore e misure di 12 cm e 25 cm.

Persone: Mt e bambino.

Musica: voce della Mt.

....

Si scelgono due palle di due colori e misure diverse.

Si attribuisce ad ogni palla una direzione, per esempio la rossa grande va verso l'alto e la verde più piccola va verso il basso, così ogni volta si lancia la rossa in aria e la verde si fa ruotare sul suolo.

La Mt ed il bambino seduti sul suolo con le gambe divaricate e uno davanti all'altra, in modo che risulti facile l'esercizio.

Le palle si lanciano allo stesso tempo con le due mani ed a ritmo di una canzone di 4|4 per esempio.

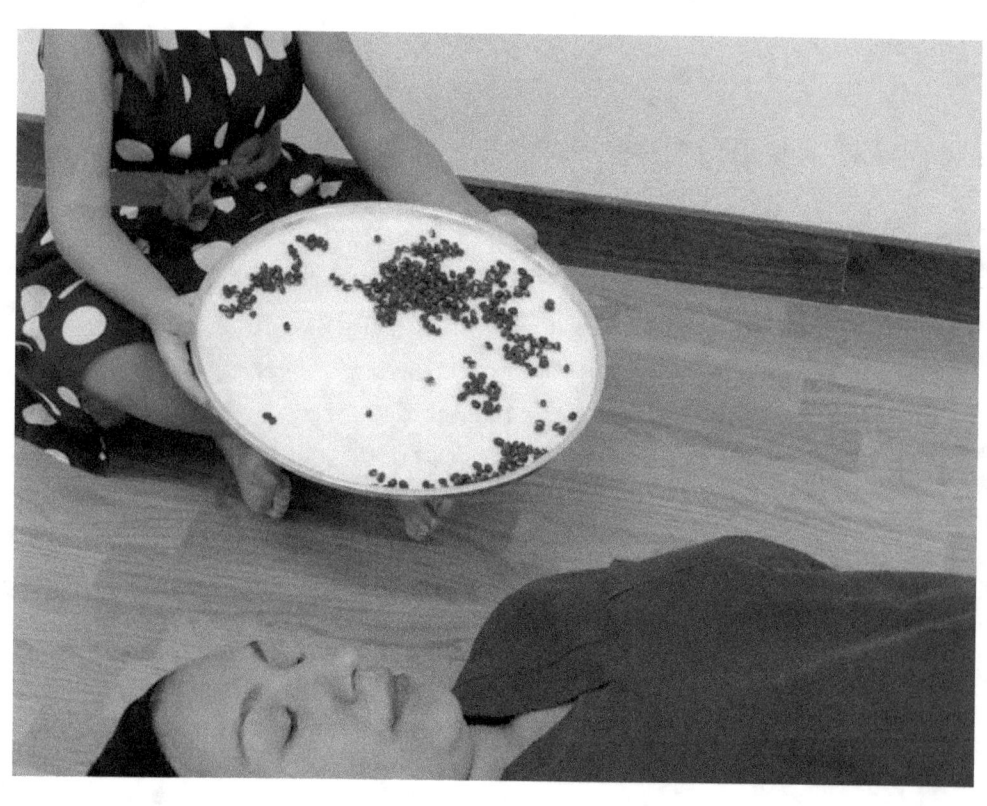

IL MARE

Materiali: legumi di soia 50 gr. e tamburello di 22 cm. di circonferenza.

Persone: Mt e bambino o gruppo.

Musica: prodotta dal tamburello.

Si versano i legumi dentro il tamburello indicando come muoverlo. Si muove il tamburello, sostenuto con entrambe le mani della Mt. con oscillazioni laterali da lato a lato come se fosse una bilancia.

Se al bambino il suono prodotto non lo porta ad immaginare qualcosa, si dice che sono le onde del mare, questo lo motiverà quando sarà il suo turno nell'esecuzione dell'esercizio.

E'importante che il tamburello sia leggero e che sia adeguato alle dimensioni del bambino.

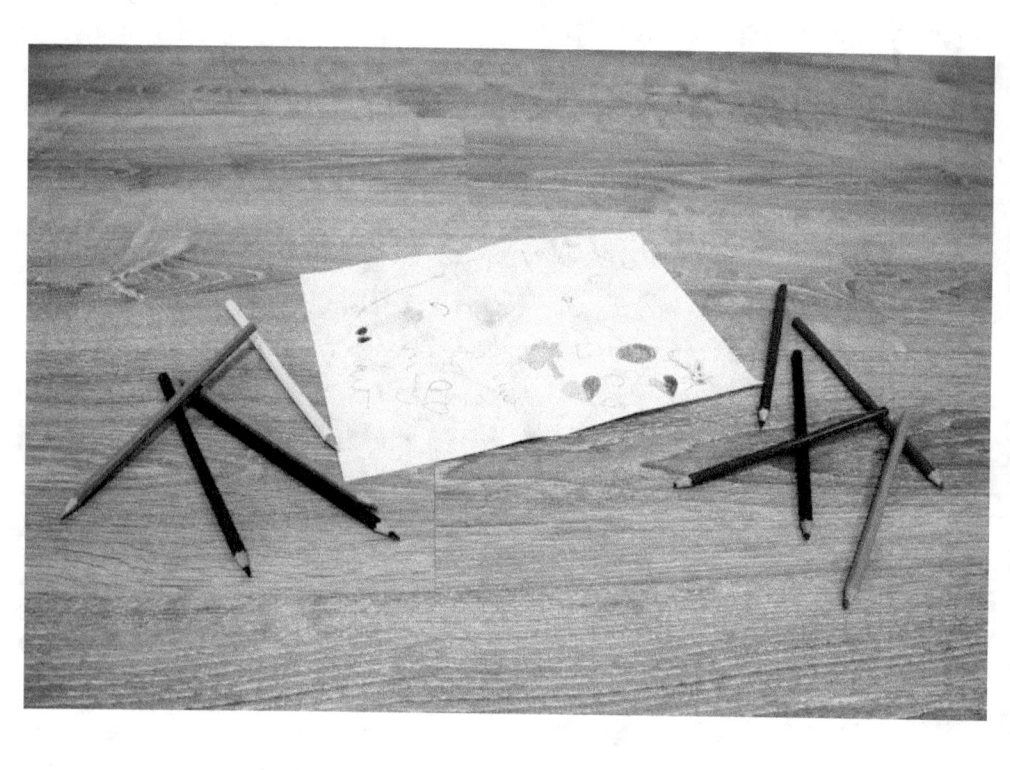

DISEGNA QUELLO CHE ASCOLTI

Materiali: fogli e colori adatti all'età dei bambini e illustrazioni. Separé.

Persone: Mt y gruppo di bambini.

Musica: prodotta dalla voce della Mt. e bambino|i.

Si divide il gruppo in due grandi sottogruppi separati da un telone, o in una stanza dove ci sia un separé.

Un gruppo suonerà le immagini che si mostrano e l'altro gruppo disegnerà con le due mani ció che sente nello stesso momento. Le due mani eseguono lo stesso movimento, ognuna dal lato corrispondente per completare la figura. I fogli devono essere attaccati al suolo per facilitare l'esercizio e la Mt. aiuterà a far muovere le due mani insieme quando il bambino non ci riesca.

Si farà un confronto tra le immagini e quello che si é disegnato per vedere se coincidono, poi si da il cambio ai due gruppi: chi prima suonava, ora ascolterà e disegnerà.

E' un esercizio molto buono per favorire l'attenzione meditativa.

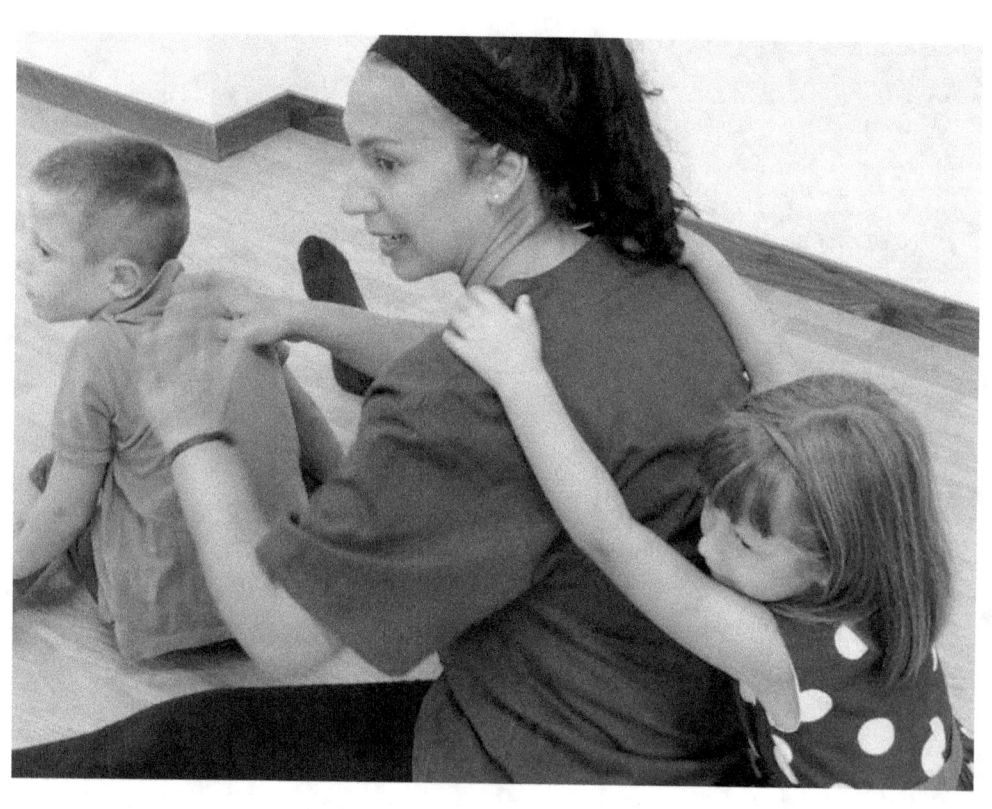

IL TRENO DELLA PERCUSSIONE CORPORALE

Materiali: /

Persone: Mt y gruppo di bambini.

Musica: suoni prodotti dalla percussione corporale.

Ci disponiamo seduti in fila indiana, con le gambe incrociate se é possibile, la Mt. si posiziona l'ultima della fila proponendo i ritmi e per poter osservare lo svolgimento della pratica.

E' importante controllare la forza che impiegano i bambini nella percussione.

Indicazioni: palme vuote in forma di conchiglia.

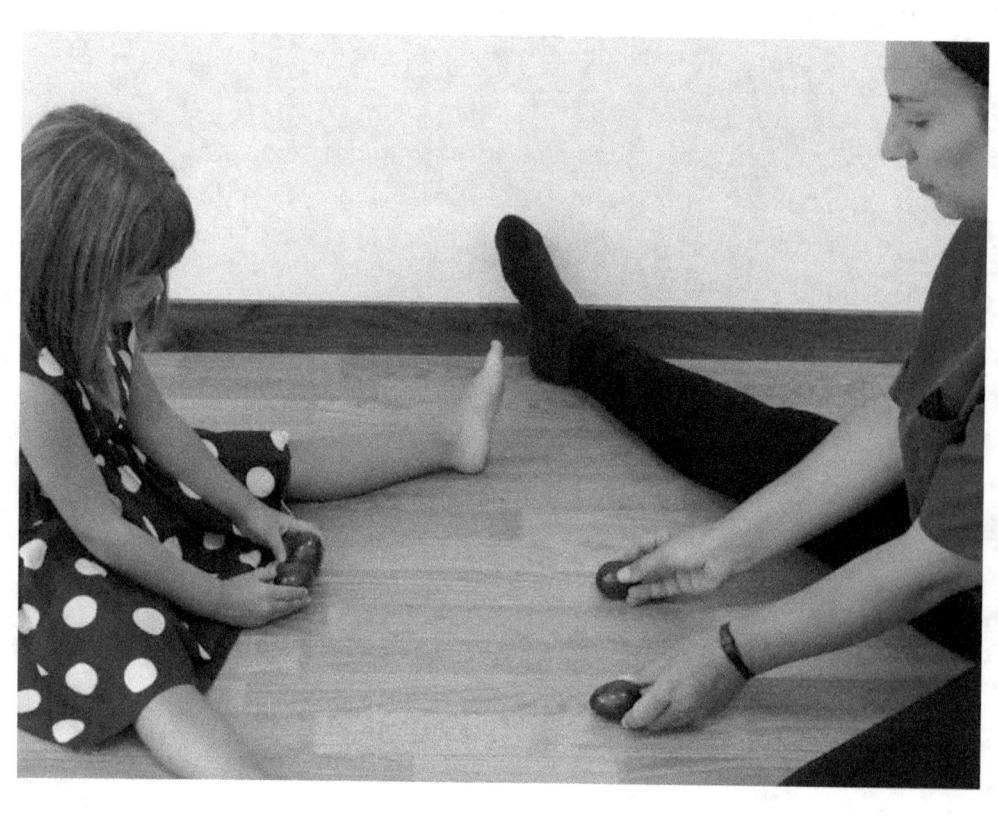

QUATTRO UOVA-DUE COLORI

Materiali: quattro uova di maracas, due di un colore e due di un altro.

Persone: Mt e bambino.

Musica: prodotta dalle uova di maracas e da una canzone ritmica.

Seduti uno di fronte all'altro con le gambe divaricate.

Ognuno decide il colore delle due uova che lancerà con le due mani verso le due estremità formate dallo spazio delimitato dalle gambe divaricate ed automaticamente l'altro paio di uova di maracas si lancerà con le due mani verso dentro, nel centro.

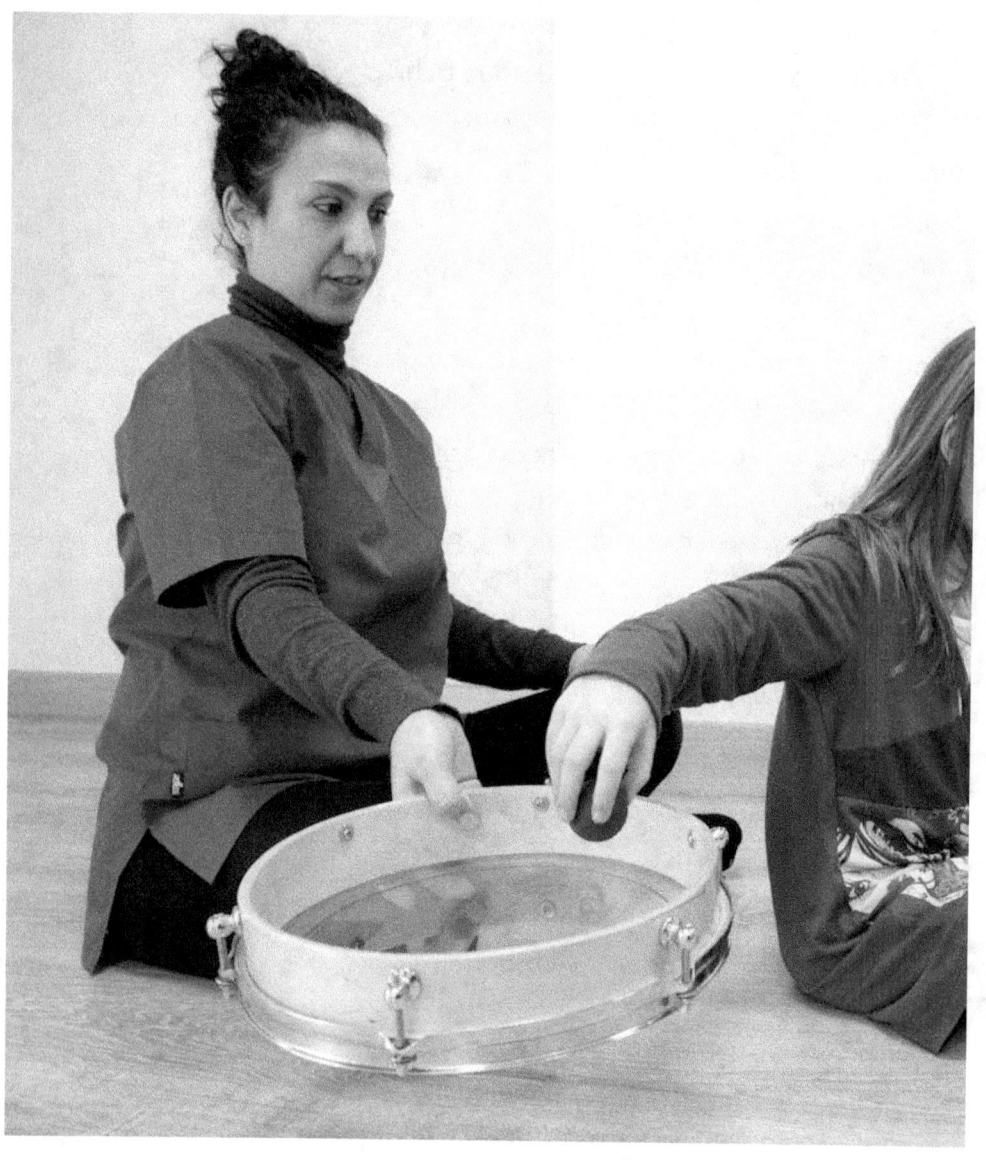

TAMBURELLO E PALLINE DI GOMMA

Materiali: Tamburello e palline di gomma con poco rimbalzo.

Persone: Mt e bambino.

Musica: canzone con ritmo binario prodotto dal rimbalzo delle palline.

Dipendentemente dagli obiettivi da raggiungere e dalle capacità del bambino, la Mt. si colloca di fronte o dietro al bambino. Davanti al bambino una borsa conterrà tutte le palline, più palline avremo a disposizione più durerà ogni ripetizione di questa pratica.

Il bambino prende la pallina con una mano e la verserà dentro un tamburello, verso un lato o l'altro.

Ho visto buoni risultati a livello fisico nel lavoro sulla rotazione esterna delle spalle in appoggio al lavoro svolto dai fisioterapisti.

E' un esercizio che motiva molto.

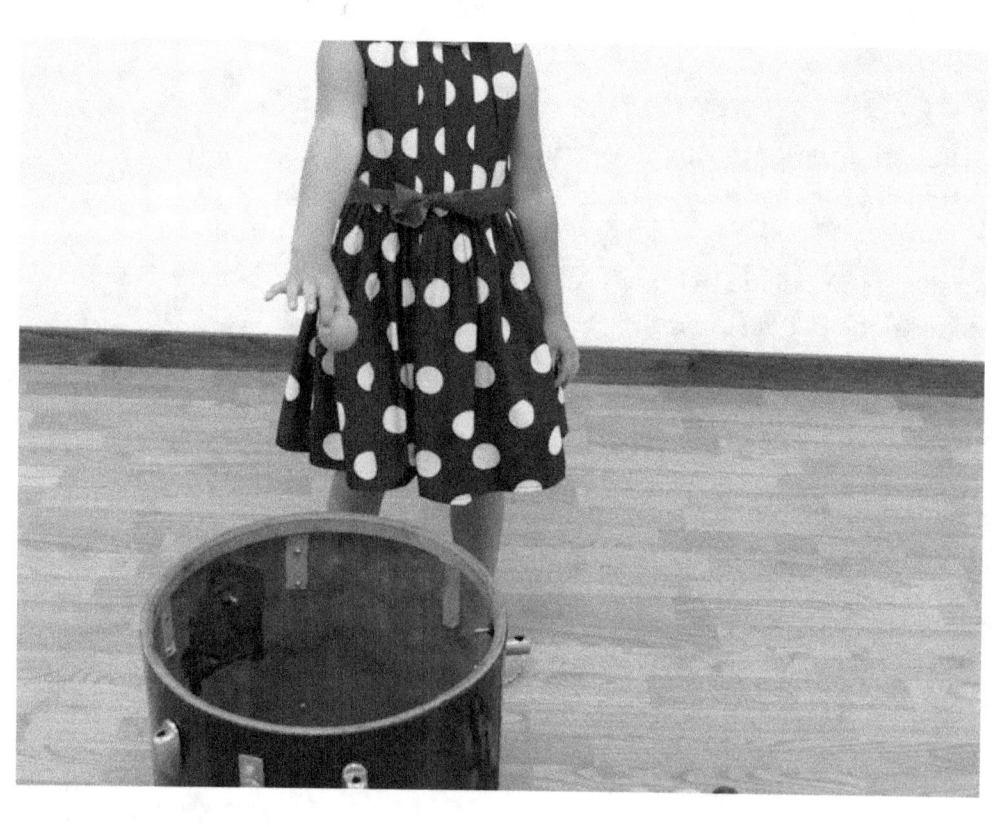

Variazione 1:

Ho lavorato con dei bambini con Paralisi Cerebrale utilizzando un attrezzo per la bipedestazione.

Variazione 2: djembe

Con un djembe posizionato al contrario e leggermente alzato per favorire la risonanza.

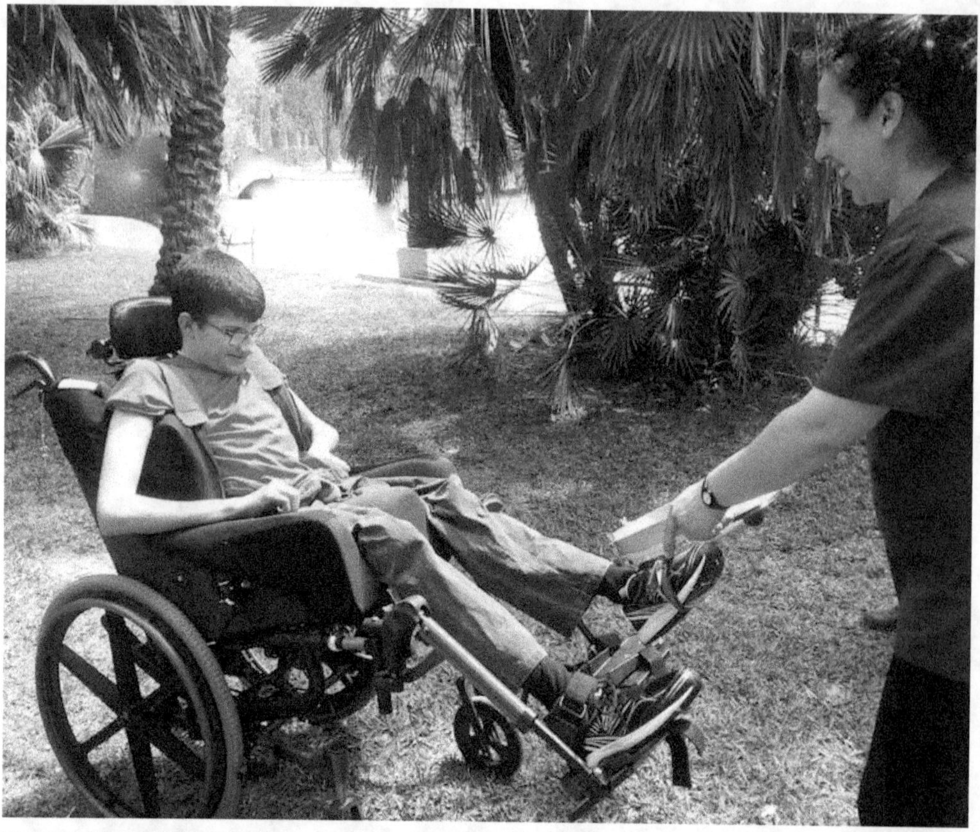

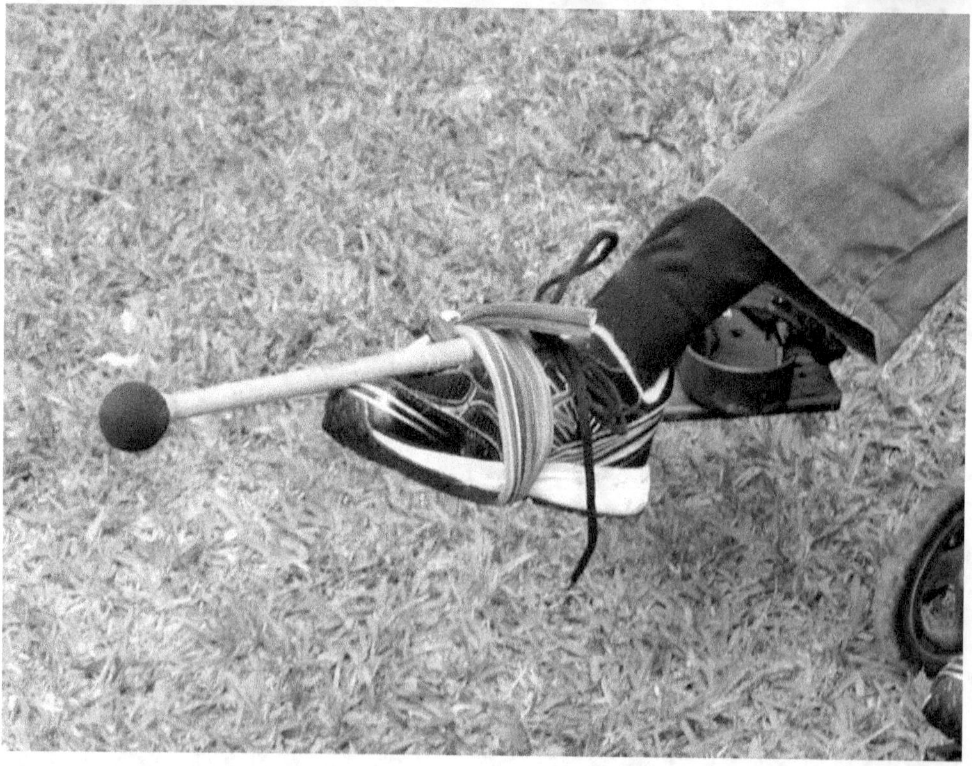

IL TAMBURELLO CON I PIEDI

Materiali: tamburello, lacci, bacchette.

Persone: Mt e bambino.

Musica: canzone ritmica e suoni prodotti dai colpi nel tamburello.

Si lega una bacchetta alla scarpa del bambino con un materiale elastico. E' preferibile che il manico della bacchetta sia posizionato nel laterale interno del piedescarpa affinché non provochi fastidio.

Si dispone il tamburello girato con la membrana verso il basso all'altezza di più o meno 3050 cm dal piede del bambino, in funzione delle sue capacità.

Si chiede al bambino che suoni con il piede il tamburello seguendo il ritmo di una canzone. A volte, soprattutto con bambini con Paralisi Cerebrale, li invito a fare goal.

Dopo aver eseguito il movimento per uno, due minuti da un lato, si passa all'altro lato e così alternando fino a quando é divertente per il bambino.

Nelle persone con PC é opportuno informarsi sulle possibilità di movimento senza rischi per la persona. E' conveniente mantenere il piede che non lavora a riposo e legato agli appositi appoggi.

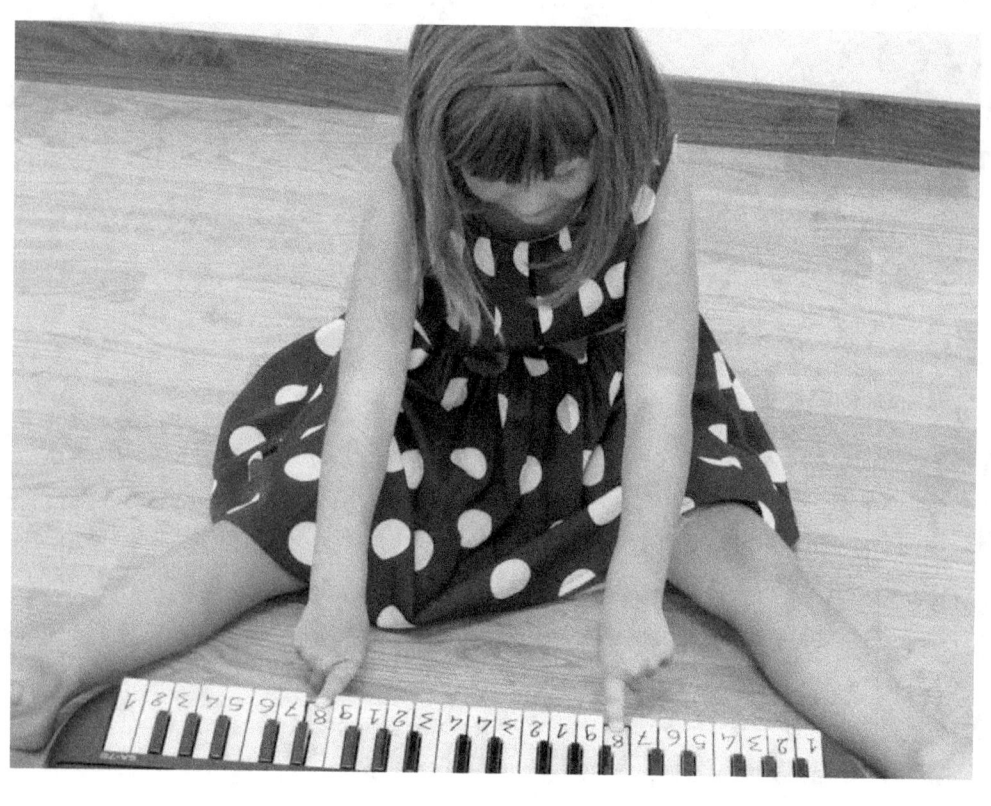

LA TASTIERA I COLORI ED I NUMERI

Materiali: tastiera con tasti estraibili, xilofono.

Persone: Mt, bambino o gruppo.

Musica: prodotta dallo xilofono, canzone improvvisata con: Numeri, Colori, Lettere, Simboli.

Esempio:

1	2	3	4	5
A	B	C	E	I
Rosso	Blu	Nero	Verde	Bianco
▲	●	■	♥	♫

Si dispone il pittogramma del colore, della lettera, dei numeri e dei simboli sullo strumento e si guida il bambino a voce dove deve suonare.

Si possono fare varie scale in funzione delle capacità del bambino e degli obiettivi da raggiungere. Tra gli obiettivi si include la discriminazione visuale in bambini con problemi visivi.

Nel caso in cui la capacità del bambino sia minima, si possono lasciare solo due tasti di colore distinti nello xilofono.

Si possono usare le campane di diverso colore e disporre una scheda alla base di ciascuna con le immagini dei numeri, dei colori, etc...

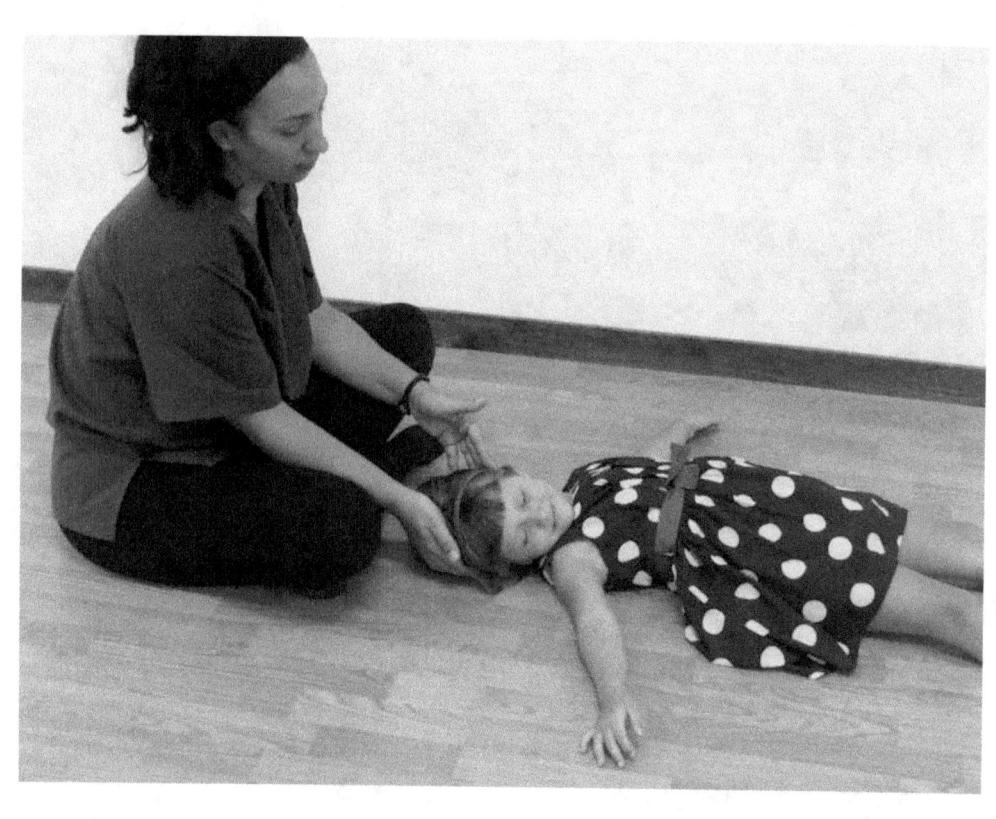

UNA PALLA NON E´

Materiali: tappetino antiaderente.

Persone: Mt e bambino.

Musica: voce della Mt.

Si chiede al bambino di sdraiarsi in posizione supina, dicendogli: «pancia in sù o guarda il tetto».

Poi prendiamo la sua testa tra le mani.

Ci sediamo giusto dietro la sua testa, muoviamo la testa in modo ritmico e leggero.

Esempio canzone:

«no no no, una palla non é, é la testa di ....., é».

Ripetiamo tante volte fino ad arrivare a 2 minuti massimo.

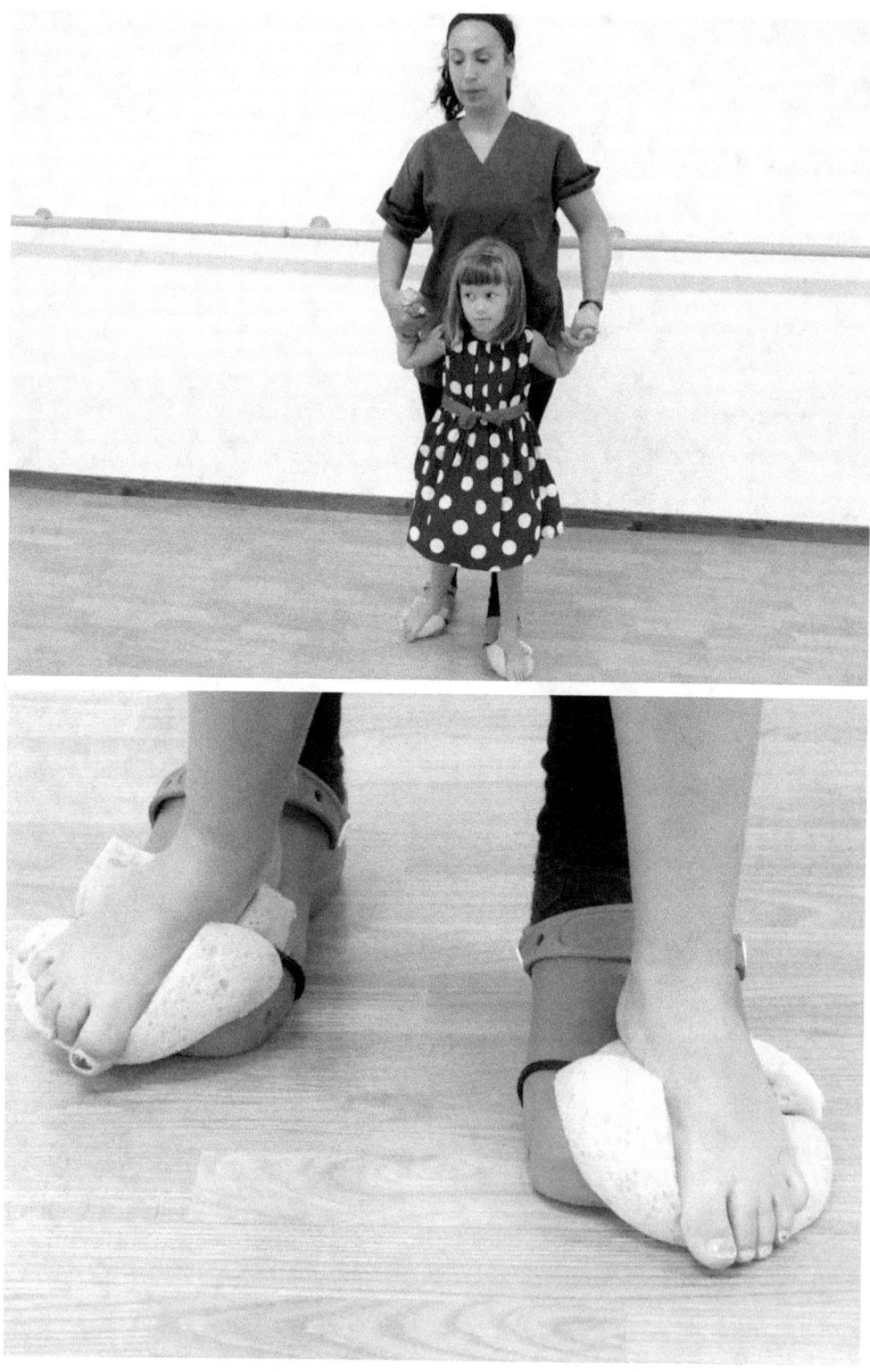

MARCIAMO INSIEME

Materiali: due braccialetti di sonagli, zoccoli adattati per la Mt.
Persone: Mt. e bambino
Musica: ritmi prodotti dalla tastiera elettrica.

La Mt e il bambino si muovono insieme marciando al ritmo della musica ed alzando le ginocchia per enfatizzare i passi.

Variante 1

La Mt. invita il bambino piccolo a salire sugli zoccoli dove avrà collocato un cuscino o spugna per favorire la stabilità
dei piedi del bambino.

É la Mt che con il suo movimento insieme al ritmo prodotto dalla tastiera elettrica , accompagna con la sua voce dicendo, 1, 2 e 1, 2 e 3.

Si muove nello spazio marciando avanti e indietro.

Il bambino si sostiene dando le mani alla Mt. o la Mt. lo sostiene da sotto le ascelle.

É un esercizio che in generale crea entusiasmo nei bambini, qualunque sia la capacità di questi.

É fondamentale svolgere l'esercizio davanti ad uno specchio perché il bambino riceve più stimolo vedendosi ed aumenta la motivazione.

Nota: In generale sostengo i bambini dalle mani o da sotto le ascelle solo se si diverte. É importante aver instaurato una relazione di fiducia precedentemente l'uso di questo esercizio.

Dopo aver vissuto l'esperienza in modo passivo, con l'accompagnamento dei piedi della Mt., dopo un po' di tempo, in generale, nasce l'interesse nel bambino di sperimentare la danza in modo autonomo.

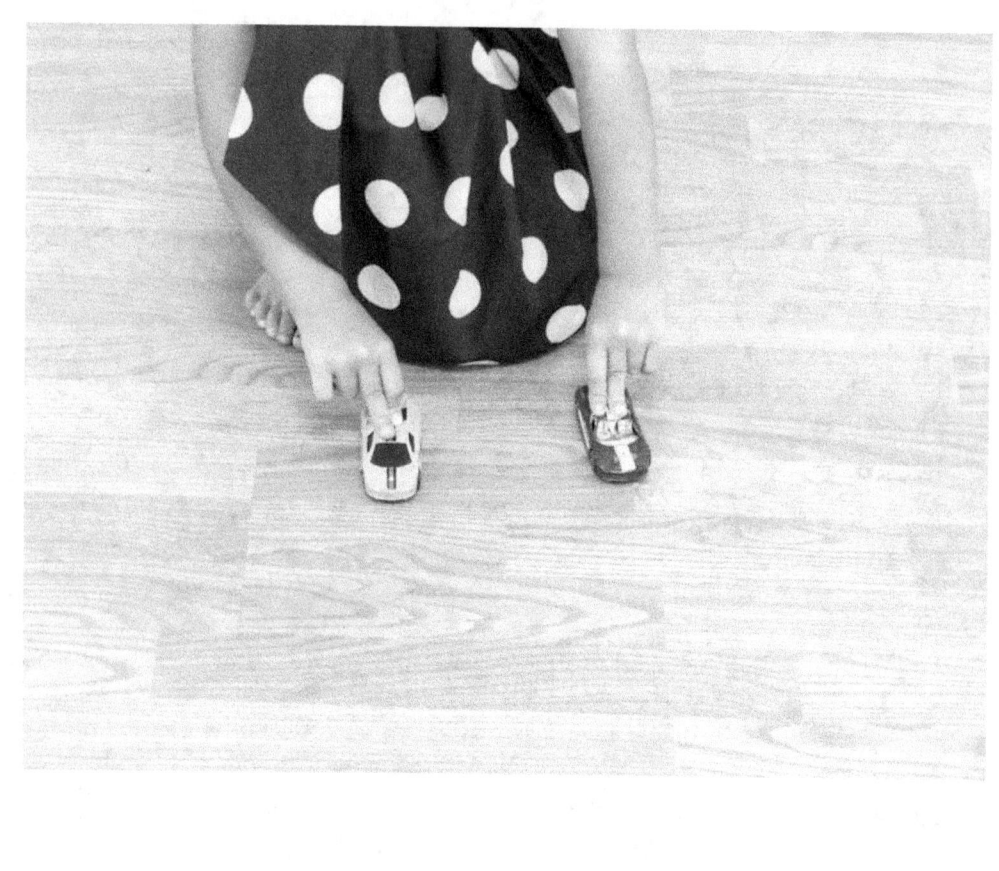

MACCHININE SPINTE A RITMO

Materiali: 20 macchinine piccole dello stesso modello.

Personas: Mt. e bambino o gruppo.

Musica: cantata dalla Mt. o da chi partecipa.

Si spingono le macchine a tempo della canzone, si stabilisce prima quando.

1. Il bambino spinge una macchina al tempo della canzone.

2. Il bambino spinge due macchine sincronizzate al ritmo della canzone, una con una mano ed una con l'altra mano in direzione frontale e con le macchine parallele tra di loro.

3. Il bambino spinge le macchine incrociando le sue mani in modo che ciascuna vada verso una direzione diversa.

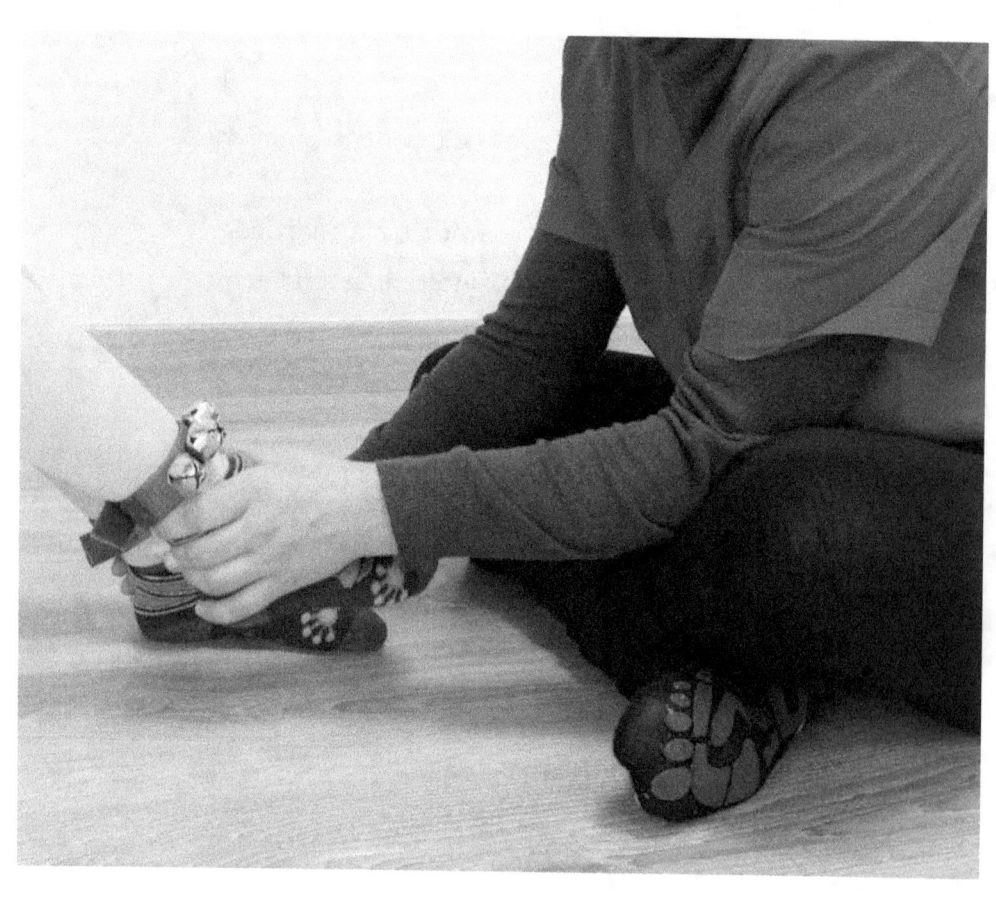

I PIEDI SI MUOVONO A RITMO

Materiali: 2 braccialetti con sonagli.

Persone: Mt e bambino

Musica: prodotta dai braccialetti con sonagli e canzone cantata dalla Mt.

La Mt. muove a ritmo i piedi del bambino afferrandoli, dalle caviglie o dai polpacci, con una presa comoda e stabile.

I piedi sono scalzi e se i bambini hanno correzioni ortopediche dovranno essere indossate. Gli appoggi possono essere mitigati da un cuscino.

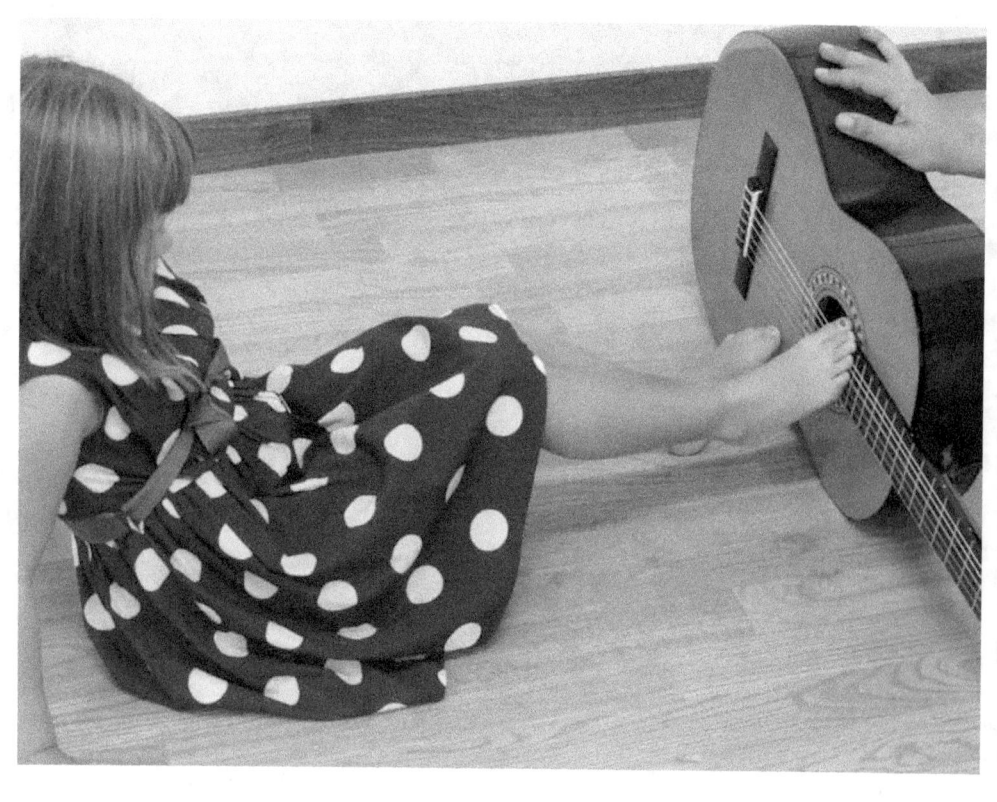

SUONO LA CHITARRA CON I PIEDI

Materiali: chitarra.

Persone: Mt e bambino.

Musica: prodotta dal movimento dei piedi del bambino e la voce della Mt.

Si chiede al bambino che suoni con i piedi e si adatta la canzone al ritmo con il quale il bambino suona. La posizione é sdraiata a terra in modo da mantenere la retroversione del bacino.

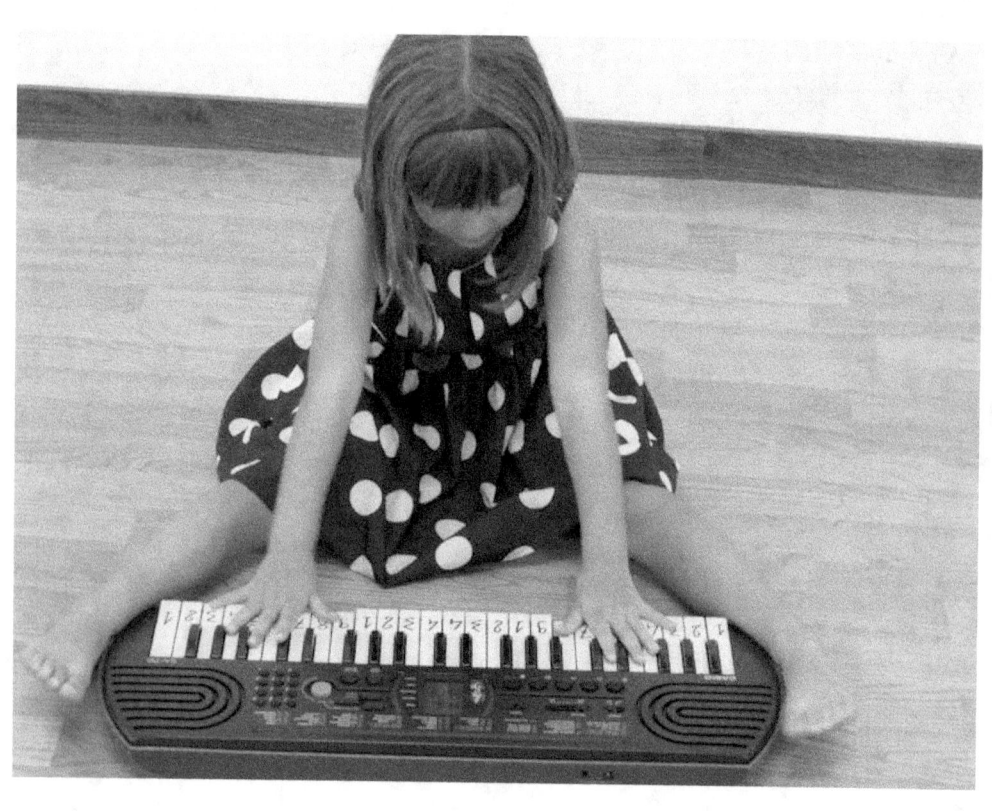

DISCRIMINAZIONE DITA-MANI

Materiali: Tastiera.

Persone: Mt e bambino.

Musica: Prodotta dallo strumento e dalla voce della Mt.

Si suona prima con gli indici e le braccia in parallelo.

Dopo con tutte le dita delle due mani e le braccia incrociate sulla tastiera, si associa il suono di una vocale diversa per ciascun movimento e si alternano.

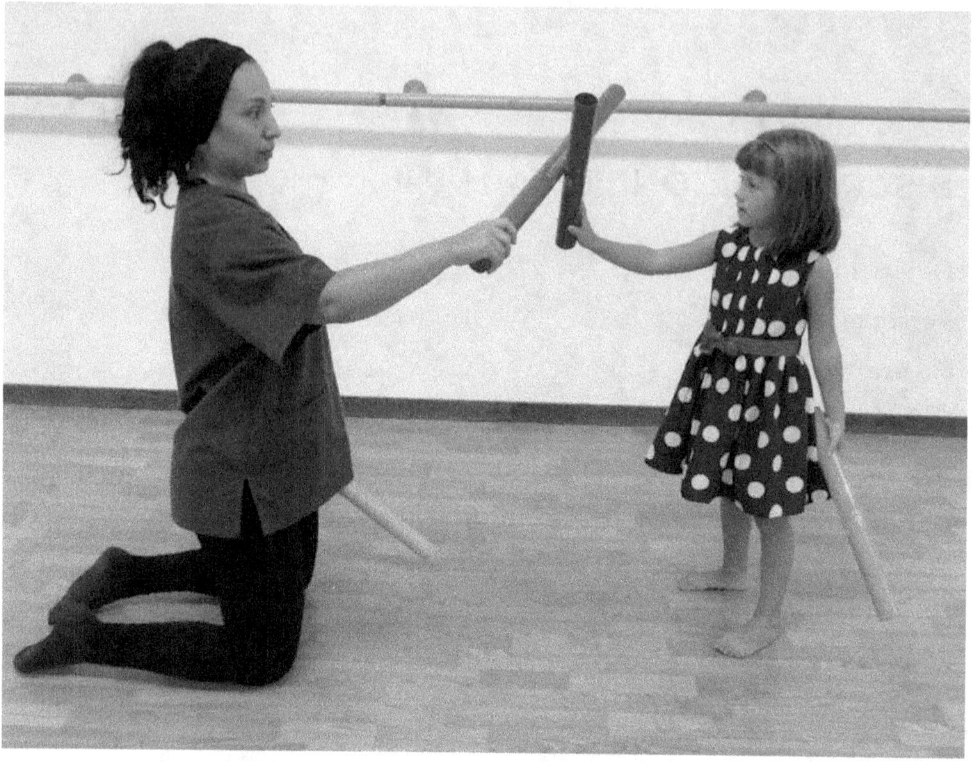

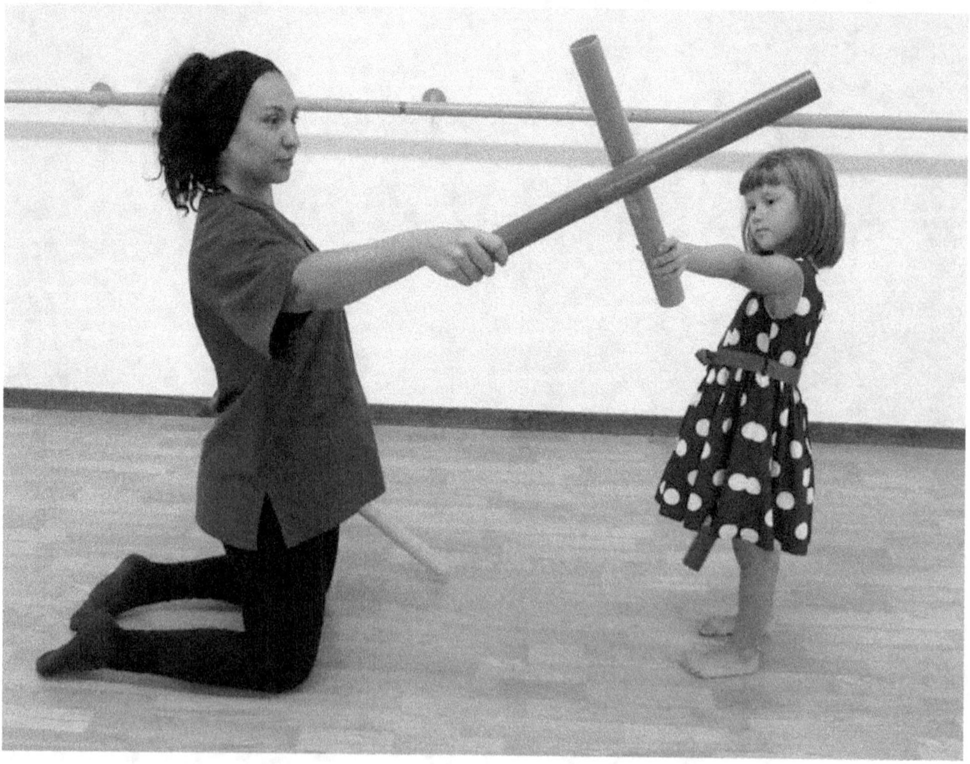

SPADE DI COLORI

Materiali: Tubi sonori colorati.

Persone: Mt e bambino.

Musica: Prodotta dallo strumento e la voce della Mt.

Si realizza l'esercizio guidato dalla Mt. che espone i tubi, uno per volta a turno così come il bambino dovrà farli incrociare.

Si comincia l'esercizio da un lato e dopo incrociato.

Se il bambino confonde il passaggio da un movimento all´altro, lo aiutiamo ricordando il colore del tubo che deve colpire.

www.ingramcontent.com/pod-product-compliance
Lightning Source LLC
Chambersburg PA
CBHW062049280526
45788CB00003B/1165